躁郁之心

经典版

Nothing Was The Same

我与躁郁症共处的30年（下）

A Memoir

[美]凯·雷德菲尔德·杰米森 著
Kay Redfield Jamison

黄珏苹 译

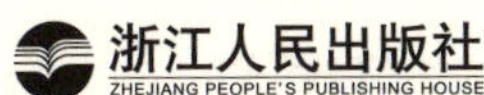

浙江人民出版社
ZHEJIANG PEOPLE'S PUBLISHING HOUSE

湛庐CHEERS

与最聪明的人共同进化

HERE COMES EVERYBODY

KAY REDFIELD JAMISON

为躁郁症正名的医界英雄

她是游走在天堂与地狱之间的躁郁症患者，却以一己之力改变了一群人的命运。

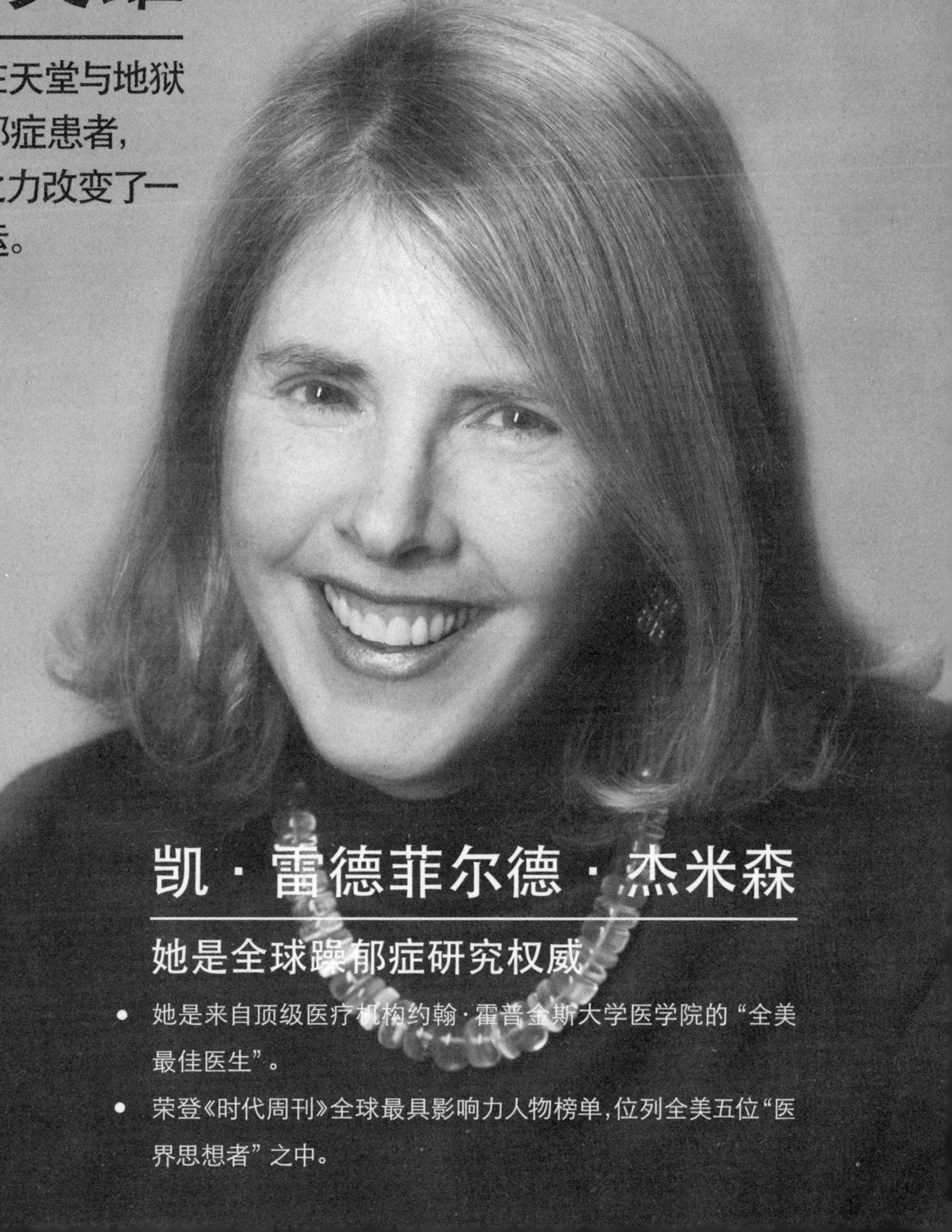

凯·雷德菲尔德·杰米森

她是全球躁郁症研究权威

- 她是来自顶级医疗机构约翰·霍普金斯大学医学院的“全美最佳医生”。
- 荣登《时代周刊》全球最具影响力人物榜单，位列全美五位“医界思想者”之中。

KAY REDFIELD JAMISON

铿锵玫瑰与医界英雄

入选《时代周刊》全球最具影响力100人

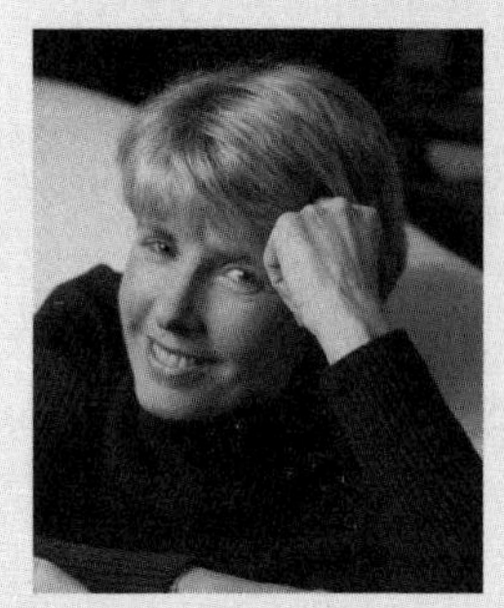

对大多数人来说，凯·雷德菲尔德·杰米森这个名字陌生且无关紧要，而对全球千万躁郁症患者来说，她却是改变命运的英雄。

杰米森是躁郁症领域的顶级权威，研究躁郁症、自杀、情感障碍超过20年。她曾创立加州大学洛杉矶分校情感障碍中心，并带领该中心成为国际领先的情感障碍研究机构。1990年，杰米森作为合著者撰写了躁郁症领域的标准文献《躁郁症》（*Manic-Depressive Illness*），该书被美国出版人协会评选为当年“生物医学领域最优秀图书”，并成为躁郁症领域指定阅读的教材。

如今，杰米森是美国约翰·霍普金斯大学医学院的终身教授，对这所与哈佛医学院齐名的顶尖学府来说，获得终身教职的女性屈指可数。杰出的学术与临床实践让杰米森屡获殊荣：入选哈佛大学杰出学者，获牛津大学利奇菲尔德学者奖和美国心理卫生协会、美国自杀预防基金会授予的多项国家级大奖；荣膺麦克阿瑟奖、“全美最佳医生”以及《时代周刊》“全球最具影响力100人之医界英雄”。

双面夏娃

与躁郁症共处30年

当杰米森的卓越贡献逐渐为世界医学领域所公认时，人们并不知道她还是一位杰出的心理学者，同时也是一位躁郁症病人。1995年，杰米森在自传《躁郁之心：我与躁郁症共处的30年》（上）中向所有美国人公开了一个秘密：躁郁症带给常人难以忍受的折磨，而她本人作为躁郁症研究的权威，恰恰是这千万罹患者中的一员。

杰米森的父亲是美国一名空军军官，同时也是一位躁郁症患者。15岁时，杰米森迎来了人生的第一个转折，她的世界开始分崩离析。在此后的30年里，一方面，杰米森完成博士学位，从加州大学的助理教授成长为霍普金斯医学院的终身教授；另一方面，她也因躁郁症的反复发作而无数次地走在死亡的边缘——她曾绝望地尝试通过过量服用锂盐自杀，也曾因躁狂发作引发无节制消费，而遭到债务公司的人身威胁。

在与躁郁症共处的30年中，杰米森经历着常人难以想象的人生跌宕，真实记录这段人生经历的自传《躁郁之心：我与躁郁症共处的30年》（上）也成为第一部以躁郁症研究权威、躁郁症亲历者的双重视角客观评价这一疾患的佳作。该书一上市便成为最佳图书，长踞《纽约时报》畅销书榜单超过20周，被翻译成15种语言全球发行。

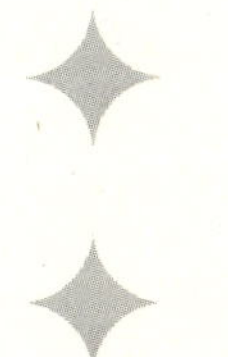

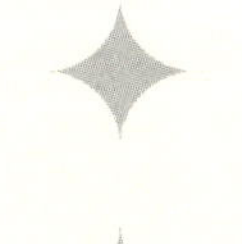

杰米森系列作品

躁郁之心

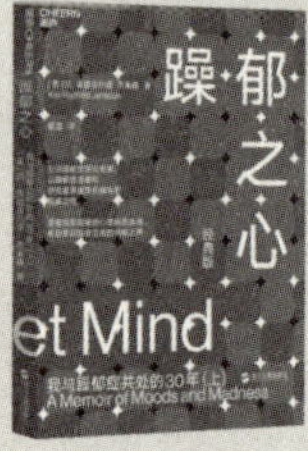

上册

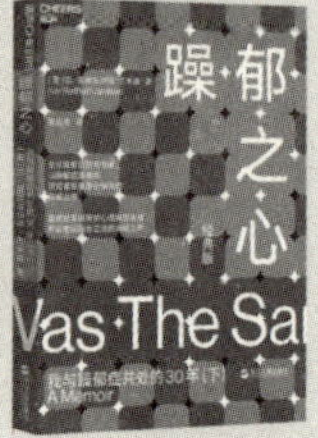

下册

天才向左，疯子向右

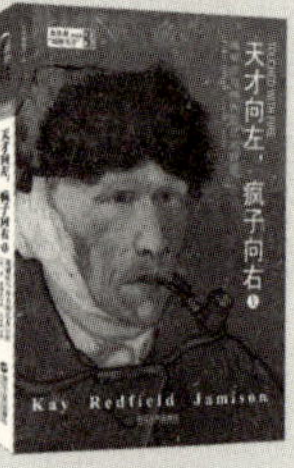

上册

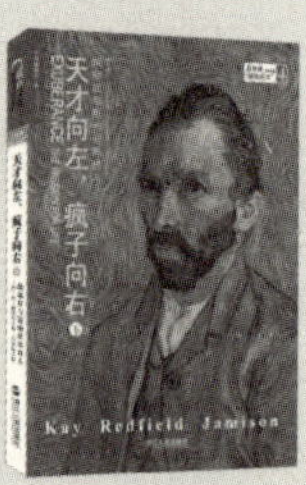

下册

因为哭得更多，所以欢笑也更多；
因为经历过所有的冬日，所以更能欣赏春天；
因为死亡如紧身衣一般，所以更了解生命的意义；
因为看到人性最善良和丑陋的部分，所以慢慢了解关心、忠诚和豁达的价值。

——凯·雷德菲尔德·杰米森

为躁郁症正名

改变精神疾患的现实境遇

《躁郁之心》在全球热卖的同时，也在美国社会引起了轩然大波，杰米森因为坦白自己的病情而结束了自己的治疗师生涯。

然而这一切都在杰米森的意料之中。“无论结果如何，大声疾呼都比继续保持沉默更好！”因为杰米森的勇气与坚持，不仅可以帮助病患正确看待自己，还极大地改变了整个社会对心理病患持有的偏见，掀起了一次超越偏见、接纳心理病患的浪潮，更推动美国国会立法实现了心理病患的保险平权制度。

从15岁躁郁症初次来袭，到如今的世界级权威地位，杰米森用自己的努力，为更多躁郁症甚至精神疾病患者赢得了关注和理解，将“疯子”的铭牌从精神疾病的大理石墙面上敲凿下来。

你给予我的爱并不鲜嫩亮丽，也不青春逼人，

它既不能熔化太阳，也不能点燃城镇。

但它像任何一条街道一样，温暖而明智，

在那里，希望与悲伤在无名的酒吧相遇。

我只知道，在遇到你之前，每天都像一杯酒，

而在遇到你之后，一切都不再相同。

——斯图尔特·麦格雷戈（Stuart Macgregor）

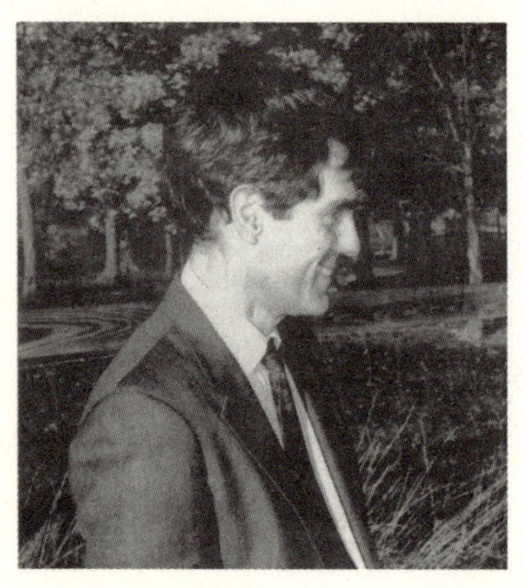

医学博士理查德·杰德·怀亚特
（1939—2002）

NOTHING WAS THE SAME
自序

年轻时，我以为无所畏惧以及对爱的从容态度可以让我实现任何目标，躁郁症却让我改变了这一看法。当躁郁症第一次发作时，我变得不再确定，疑虑渐渐滋生——我的心智是不可信的；在现实面前，这一点显得无可辩驳。我的大脑需要得到悉心的照料，而我必须学着适应这个需要。我要尽量避免生活中的波动，甚至逃避爱情。

我要压抑自己的心智，防止它去奔逸，并将感情封锁起来；即使非常留意，我也并不确定能认清自己的心智或感情。在躁郁症侵袭我的大脑之前，好奇心驱使我去探索未知的领域；而在那之后，我从生活中退缩回来，并将梦想渐渐淡忘。我学着改变思维方式，与残酷的现实和平相处。用世俗的标准来看，我做得相当不错。

我满足于现有的生活，在学术和临床工作中找到了目标。我写书、教课、治病、与躁郁症抗争。我努力工作，尽力去了解自己所患的疾病。最终，我适应了，开始与我的疾病相安无事。我的生活以一种缓慢而时断时续的方式，渐渐出现了可预测性，随之而来的是一种平静；我以前从没意识到自己的生活中缺乏这种平静。我对此心存感激。因为我没有理由去期待其他的方式，我想当然地认为，平静只是暂时的，只是由于没有热情或其他东西扰动我的心扉。我依然逃避爱情。

这种状态持续了很长一段时间，当然，也许没有感觉起来的那么长。直到我遇到了一个男人，他彻底改变了我对生活谨小慎微的态度。他对我长期抱持的信念不以为然，认为要控制心智并不一定要先控制感情。他想象着我屈服于恐惧之前的样子，并且爱上了想象中的我。他用宽厚与优雅激励我去抗争，用欢笑瓦解我的小心谨慎。他会说出一些让人意想不到的话，因为他本能地知道，我会被他的冷幽默和优雅的风度折服。

我确实被他迷住了。他能巧妙地处理我飘忽不定的情绪，并且不让它破坏我们的激情。他喜欢我的无所畏惧，并把这份礼物重新送回给我。我多变的天性在他看来并不是令人烦扰的，反而深深地吸引着他。他引导我去冒险，并与我共同承担风险；他还劝我要发自内心地写作。他爱我，爱那个我早已忘记曾存在过的“我”。

我们在一起生活了将近20年。他既是我的丈夫，也是我的同事和朋友。当他患病，不久于世时，他面对死亡的方式又教会了我如何优雅地离开。他唯一没有教会我的，也是任何人都不可能教会我的，就是如何与永远失去他的悲痛抗争。

有人说，悲痛就是一种疯狂。我不同意这种说法，因为悲痛中包含着理智，正是这部分理智引起了悲痛的情绪，而疯狂中则没有。总之，悲痛是一种具有强烈生命力的人类情感。悲痛为伤心的人们提供了一条路径，使他们得以找到自己的应对方式，即使最终寻到的只是一条凹凸不平的小道。然而，悲痛又如此难以捉摸，人们一开始往往不知道有这样一条小道存在。因为我本人患有躁郁症，所以我对疯狂颇为了解，但对悲痛却知之甚少，经常分不清什么是悲痛，什么是疯狂。一旦悲痛如烟雾般蒸腾开来，便会久久萦绕不去。

1. 关于躁郁症，以下哪种说法是错误的？

A. 在大部分时候，躁郁症患者没有什么明显症状；

B. 躁郁症是一种遗传性疾病；

C. 躁郁症患者可以不接受药物治疗，而依靠心理治疗来减轻症状；

D. 躁郁症可以给个人和社会带来一些好处。

2. 以下哪位艺术家及其家族没有躁郁症史？

A. 托尔斯泰

B. 柯勒律治

C. 海明威

D. 伍尔芙

3. 关于循环性心境障碍，以下哪种说法是错误的？

A. 这是躁郁症症状谱中不可或缺的一个部分；

B. 在躁郁症明显症状出现几年前，这种情绪波动就会显露出来；

C. 这种症状通常起始于青春期或者成年早期；

D. 这种症状的首次发作通常与生活中的事件有关。

4. 以下哪一项不属于轻躁狂的症状？

A. 比平时精力更充沛、生理上不安定；

B. 思维敏锐，觉得过去的成就不值一提；

C. 睡眠需求减少；

D. 比平常更健谈。

测一测：你对躁郁症的了解有多少？

扫码下载“湛庐阅读”App，
搜索“躁郁之心（下）”，获取问题答案。

NOTHING WAS THE SAME

目录

第二部分 最后一杯香槟

NOTHING WAS THE SAME

第一部分 爱让我安心

如此喜爱你的良善，

为我寻求心安；

如此喜爱我的心灵，

它自己找到了宁静。

——汤姆·冈恩（Thom Gunn）

NOTHING 01 WAS THE SAME

有他陪伴，夫复何求

死亡逼人作出冷酷的决定。5 年前，在我丈夫临终前那一晚，我守候在他的病房内。那时，我因恐惧而变得混混沌沌。重症监护室的医生对这种情况已经见怪不怪了，他直率地对我说："怀亚特夫人，我们必须谈谈你丈夫希望如何处理临终事宜。"我不由自主地望向我的丈夫，这些年来，因为有他的存在，我挺过了许多痛苦煎熬的日子。曾有一刻，我摸到丈夫的手依然温热，不禁安下心来。然而，那时的安心是如此虚幻，任何来自垂死时刻的安心都不切实际。我和医生开始商量接下来必须面对的事情。

我的丈夫是个非常务实的人，他早在几年前就说明了自己的意愿，作出了详细的临终医疗安排，省却了我此时痛苦的权衡。他无比精确地罗列出在什么情况下，他希望不再采取维持生命的措施，主治医师可以根据他的临终安排，以他为样本，向医学院的学生和住院医师讲解如何撤掉各种维持生命的设备。我的丈夫——怀亚特医生，用他精确的临终嘱托告诉人们，他不仅是一位科学家，同时也是一位医生。

我对自己说，理查德还是一位老师，就像他喜欢教导如何享受生活一样，他也很乐意教导如何面对死亡。他可以笑着谈论死亡，并把一切都考虑周全；当然，他更愿意继续活下去，把这种教导的机会留给其他人。他手掌的温热可能是虚幻的，但对他智慧的追忆却是真真切切的。此时有他相伴，我感到宽慰与愉悦。

要签字确定终止理查德的生命是困难的，但同时又一点都不复杂。他目前的状况以及他先前作出的详尽安排，使得我虽然迟迟不愿落笔，但终究无法逃避。这是最后的，也是必要的举措。更让人痛彻心扉的选择是，我要在哪里度过这最后一个夜晚。无论是人的本能，还是爱情或友情的冲动，都告诉我应该陪他度过这最后的时刻，不论他是不是已经不省人事，也不论他是不是不会再醒来。从远古开始，相互扶持、相互安慰、相互陪伴的愿望就是人之所以为人的原因。如果是在遇到理查德之前，在他影响我面对世界和应对忧虑的方式之前，我一定会选择整晚陪在他身边，不肯也不可能睡觉。我想不到还有什么其他方式，不能共度最后一夜在我看来是离奇而可怕的。

但是，理查德给予了我不同的思考方式，我对如何度过那一夜的想法应该和理查德的想法一样，而与其他人或我以前的想法不同。我的想法是去睡觉，非常现实。“你不睡觉的代价太大了，”他在很多场合，无数次地对我说，“你熬夜熬得太晚了，这会让你躁狂发作的。吃点东西，睡觉去吧。”

理查德让我知道，治疗、爱和睡眠是让我的心智保持在控制之中的三样东西。他的爱即将消逝，至少那种我能轻易感受到的爱将不复存在。只留下我自己来照顾自己，应付曾经由他一手包办的现实问题。如果留在医院陪他，这个不眠之夜过后，我会有好几天难挨的日子，这是无法避免的，因为缺乏睡眠会让我的大脑失控。我可以诅咒这个弱点，但这于事无补。我曾太多次试图抗争，但每一次都带给自己毁灭性的伤害，这次我不能再自欺欺人了。

如果我任性而为，毫无疑问，我很快就会陷入躁狂。在心碎之后，心智也将随之崩溃。理查德会死去，我会病倒，葬礼却依然要筹备，而我不得不面对没有理查德的日子，不得不接受理查德已沉睡于地下、变得冰冷、再也无法与我相见的事实。我会失去理查德，失去清醒的头脑，以及我长期以来一直在追寻的平静。为了不让未来变得无法承受，我必须暂时离开这个让我拥有未来的男人。这是没有办法的办法，虽说有些背叛的感觉，但它符合理查德理智的行事方式，也是为未来保存实力的方法。

我轻轻吻了一下理查德的额头。他身上连着各种监测仪器，仪器上闪烁的数字说明情况越来越糟。我离开病房，告诉护士如何联系我。我们作为夫妻的最后一晚，就这样在各自冰冷的床上分别度过了。我们相濡以沫近 20 年，这一晚的分离却好像把彼此隔开了千山万水。第二天，理查德就会离开人间，他的敏锐思维以及他对我的庇护都会随之而去。

天生一对

理查德自始至终都是一位医生兼科学家，他的生命中再没有比这更重要的身份了。从还是一个小孩开始，直到离开人世，他都毫无保留地热爱着科学。没有什么快乐能超越解决关于自然或大脑的难题带给他的快乐。我爱他这一点。他的热情执着、古灵精怪，以及对生活多样性的宽容态度，使得和他在一起的生活充满喜悦；即使不是时时刻刻，但肯定从不乏味。和他在一起时，我不记得自己曾感到过无聊。当然，我有几次离家出走的经历，但是无聊？真是从未觉得。

早些时候，理查德曾写信给我，说爱情对他来说是非常新鲜的体验。他在很多情况下说过这种话，并觉得这是我们关系中很重要的一部分，同时也是快乐和脆弱之源。一开始，我觉得这简直难以置信，因为我们相遇时，他 45 岁，我 38 岁，无论对生活，还是对浪漫的关系，我们都有所阅历。他很安静，但毫无疑问，很有魅力；他长得俊秀端正，并且浑身散发着自知和自信；他是那种让人求之不得的倾听者，总是对对方的话充满兴趣；他是那种让女人着迷的男人，就像猫薄荷对猫咪的诱惑，而他自己却对此毫无察觉。

我们简直是天生一对，拥有很多共同点：我们都对自然世界充满好奇；对同事们的个性与趣事满怀兴趣；研究偏离正轨的大脑让我们如痴如醉；另外，我们都能让对方开怀欢笑，并乐观地相信每天都会有有趣的事情发生。无论做什么，我们都能从中发现乐趣。

后来我才发现，我们都有重获新生的经历：10 年前，理查德得过霍奇金病[①]，而我则饱受躁郁症的折磨，而且差点自

---

① 霍奇金病（Hodgkin's disease），又名淋巴网状细胞肉瘤，是一种慢性进行性、无痛的原发于淋巴结和结外淋巴组织的恶性肿瘤。——译者注

杀成功。我们都知道，多亏了科学的神奇和医生们的帮助，我们才能继续此生，并因此觉得应该有所回报。我们并不认为自己可以一次次化险为夷，或者生活应该易如反掌。我们都是历尽艰险才走到今天，但在环境和机遇方面还算幸运。

理查德从小患有阅读障碍，因此他很早就知道要努力去克服困难。小学二年级的时候，他第一次发现自己有问题。当时，老师把同学们分成几个阅读小组——海雕组、雄鹰组、猫头鹰组和知更鸟组。知更鸟组的同学经常会把书拿倒，理查德毫无疑问被分在了知更鸟组，而且是这个组里垫底的。他阅读起来非常吃力，读过的内容也几乎完全记不住；他在单词拼写方面表现得很糟糕，书写更是一塌糊涂。他开玩笑地说，自己的动作协调能力和蛤蜊有一拼。

理查德对待阅读障碍的态度，反映了他对待日后生活中各种困难和问题的态度。他很达观很冷静，并且非常努力地去应对。理查德的继父是芝加哥一位反垄断方面的律师，对天文学非常感兴趣。他鼓励理查德学习科学，并经常带他参观科学博物馆。这些博物馆非常适合理查德这种善于处理图像和创意而不善于处理文字的头脑，博物馆成了他的第二个家。他和他的继父都没有把阅读障碍等同于智力不足，理查德按照他的阅读节奏，在当地的图书馆里一本本地慢慢阅读科学书籍。

在读大学、读医学院期间，以及在当实习医生、住院医师和进行科研工作期间，理查德每天都要比别人多工作四五个小时。但他坦然接受这一切，并对能追求自己的理想而心怀感激。我从没听到过他对要花那么多时间来阅读或撰写科学论文有一句抱怨，也没听到过他对审阅实验室里年轻科学工作者的手稿有一句推脱之词。理查德觉得自己很幸运，因为他遗传了优秀的头脑，并有机会接受良好的教育。大多数时候，他会对自己常犯的拼写错误和阅读错误付之一笑。在事业取得成功后，他花了很多时间去鼓励和他一样有阅读障碍的年轻人。

理查德的聪明才智和严格自律获得了回报，他拥有约翰·霍普金斯大学的医学学位，做过哈佛大学医学院精神科的住院医师，并成为美国国家心理健康研究所首席神经精神病研究员。在此过程中，理查德独立完成和与人合著了800篇学术论文以及6本书。人们经常会问他："你真的有阅读障碍？有阅读障碍的人怎么可能写出这么多东西？"他会笑着答道："我的确患有阅读障碍，相信我。"对理查德来说，写下每一句话都要付出十二分的努力，而且他还必须反复阅读写完的论文和文章。每次写完处方，理查德都会让病人给他读一遍，以防有错。除了奇思妙想和无穷的热情之外，其他所有的事情，对他来说，都来之不易。

对理查德来说，生活就是一场冒险，其中既有有待探索的世界，也有有待解决的问题。问题越困难，他越会去钻研、去克服，越不肯放弃；他会转换不同的角度，直到发现看待问题的新方法。理查德用自律和创造性来应对问题，而我的思维却是躁动不安的，很快就会产生挫败感并放弃努力。

理查德的大脑总在不停地运转，而且是全脑动员。他的好奇心和执着在医学和科学领域获得了最大回报，他为了解和治疗精神分裂症以及其他脑部疾病作出了重要贡献。尽管针对严重的精神分裂症患者，理查德只是做些咨询，但他热爱临床工作，并从中收获了满足感。他对临床检查以及推荐治疗方案都兢兢业业、周到细致。我和他曾一起看过很多病人，他的友善和耐心深深打动了我；他鼓励病人问问题，说出他们心中的恐惧。

由于取得了杰出的专业成就，理查德多次获得为成年阅读障碍者设置的玛格丽特·伯德·罗森奖（Margaret Byrd Rawson Award）。在第一次获奖时，他说他把阅读障碍看作伪装起来的福气：

> 我很小的时候就学会了如何面对失败，并重新振作，这对我有很大的帮助。我不像那些能力出众的同事，他们的思维是线性的，而我的是螺旋形的。在经过很长时间，已经想了很多其他事情之后，我的思维会再次回到原来的主题上。我必须不断重新学习一个主题，这让我比别人更有机会发现易被忽略的联系。学习是长期的投资，并且需要懂得生活的哲学，这一点对我来说是最重要的。

不管生活的竞赛会持续多久，理查德都会一直坚持下去，他在生活中获得了完胜。如果理查德认为一个问题值得他付出时间和努力，那么他永远都不会放弃，而我则非常幸运地成了他的这类问题。理查德的好奇和沉着使得与我相爱变得比本应该的要容易了些。从一开始他就念念不忘我那些可爱的品质，而对于我比较扰人的个性，他则尽量保持着超然的茫然不知状。他在这方面做得非常好，即使受环境所迫，我们也依然不离不弃。理查德本性里有喜欢看人积极一面的倾向，这对我们的关系很有帮助。

我们在一起度过了第一个圣诞节后，当时我住在伦敦，他回家后写信给我，说起我们的关系所面临的挑战，但他说的方式非常绝妙。他写道:“有两件圣诞礼物我永远都会记得。

一件是我大约 7 岁时得到的一辆电动火车，另一件是去伦敦与凯相会。我可以把凯和电动火车相提并论吗？可以。电动火车在不脱轨的情况下能跑多快？当它真的脱轨了，我会把它捡起来，重新放回轨道上，最终它转弯时的倾斜角度会越来越陡。我对你也是一样的。”调整倾斜角度需要耐心和技术，而理查德对此特别擅长。

不完美的爱情

在性情的关键方面，我们并不相同：理查德对工作的热情胜过对人，我的情绪则强烈而多变。在我们一起生活之初，我的躁郁症引发了我们之间极大的误解与不和。在症状稳定下来之前，躁郁症让我们痛苦不堪。要不是理查德的小心呵护、过人才智，以及应对疾病和与我相处的巧妙手段，我们一定走不到今天。精神疾病能摧毁一段美好的关系，即使关系处于最稳固的阶段；它不念旧情，会让彼此心生厌倦。

起初，我们觉得维持情感关系真的很难。坏情绪具有传染性，它会从受其折磨的人那里传给其他人，即使是经验丰富的精神科临床医生也很难不受躁狂或抑郁病人的影响。没有受过专业训练或卷入过深的人，几乎不可能再保持平和。情绪会暗暗地发挥作用，影响力非凡：他的绝望将引发你的绝望，他的怀疑和愤怒将导致你的疑神疑鬼和勃然大怒。既关切又不受影响的状态是唯一的救赎，但达到和保持这种状态非常困难。没有人能对挑衅和刺激无动于衷，因为这不符合人性，所以完全不要期望有人能做到。

在我和理查德相处的最初几年，我的情绪依然很不稳定。虽然不会出现未经治疗时那种极端的躁狂或抑郁发作，但轻微的躁狂和迷乱还是会反复侵袭我，然后又一路坠入短暂、危险、神经极其脆弱的抑郁期。虽然发作时间短，但抑郁的破坏力丝毫不减。格雷厄姆·格林[①]发现，地中海的风暴可能只会持续几个小时，但在这几个小时里，它的狂暴足以倾覆一艘轮船，把一船的人都淹死。情绪也像地中海的风暴一样猛烈。我已经习惯了自己反复无常的情绪，但我不知道其他人是否能够或者是否应该承受它。

理查德不仅对爱情没有什么经验，对随之而来的日复一日的疾病也没有准备，但他对此拥有独特的力量。无论在临床上还是理论上，理查德对躁郁症都有深入的了解，知道躁郁症的遗传性，但他并不把我的躁郁症当作疾病看待。理查

① 格雷厄姆·格林（Graham Greene，1904—1991 年），英国作家、剧作家、文学评论家。——译者注

德天生好奇，从小养成了细心观察的习惯，并且对古怪的行为具有包容体谅的心态。即使在极恶劣的情况下，他也能让我欢笑，毫无疑问，他爱我。

有一次，我们因为一件事发生了激烈的争吵，具体原因我已经不记得了，但当时觉得很重要。情急之下，我抓起一个精致的小瓷兔子，猛地扔向卧室的墙壁。那是姑姑送给我的礼物，我给它取名叫“雪球”。瓷兔子瞬时四分五裂，摔成了细小的白色碎片，除了带着粉色斑点的一只耳朵和一只小爪子外，其他部分都碎得面目全非。我用眼角余光看着理查德，他一脸吃惊，接着却笑了起来。为了不再刺激我，他转身用后背对着我，努力控制着不让自己继续笑。他越努力越控制不住，我都能看见他的肩膀在抖动。“锂盐用得太多了，”[①]他停顿了一会儿又接着说，“你没瞄准目标。”

我本想尽量不让自己笑出来，但这完全是徒劳的，最后我们俩都倒在地板上，尽情地笑了起来。我的怒火永远敌不过理查德的风趣。第二天傍晚，理查德下班回来时带给我一个小包装盒，里面是他从园艺店买的一只白色的瓷兔子。他事先写好了一张纸条，拴在兔子的脖子上，纸条上写着：以此纪念已成碎片的“雪球”。我们给新的瓷兔子取名为“雪

① 精神科医生一般用情绪稳定剂等药物来控制或降低躁郁症的发作频率，最常用的药物是锂盐。——译者注

花”，它现在依然在我的书桌上，再没被扔过。

理查德用科学和幽默来解决我的情绪问题。他几乎对每一件能够测量的事情都做了一丝不苟的记录，比如我血液中锂盐的水平与情绪的关系、月经周期与情绪的关系、季节与锂盐的水平及情绪的关系、锂盐的剂量及甲状腺药物与我的甲状腺检查结果的关系。有一次我躁狂发作，他从早到晚地评测我的情绪，并把结果用红色、绿色和黑色的圆点记录在图表中。显然，我已经成了他的一个项目，这不仅有利于把握我的病情，也能让他有兴趣一直参与其中。由此，他与我的情绪之间保持了足够的距离，而这有助于驯服病魔。

理查德陪我去看过几次精神科医生，他是去学习的，有时也会提出自己的观点。他很尊重医生，我从没听他提起过想修改医生的用药或治疗方案。他向我的医生寻求过建议，想知道应对我的抑郁和躁狂的最佳方式是什么。

理查德认为睡眠对于稳定我的情绪非常重要，一方面是因为他广泛研究并论述过睡眠的生理作用，但更重要的原因是，他切实感受过我熬夜、睡眠过少的后果。如果我到了12点还没睡，轻度的躁狂就会以一种不易觉察的方式慢慢发展，除非用药（这通常也是理查德第一步要做的），否则我高涨的情绪、激增的狂热就会升级为不得不就医的严重问题。

每当我外出旅行时，比如去英格兰或苏格兰，我知道理查德迟早都会打电话问我:“你已经睡了吗？”而我一般都还没有一丝睡意，但我会说:“当然，我已经睡着了，但被你吵醒了。”“去睡觉。”他大笑着说。大约一个小时之后，他会再次打来电话，我们会变种方式进行相同的对话。这种做法既不烦人也不严厉，但它确实让我的情况越变越好。

尽管采用了种种方法，但理查德和我还是不时会觉得我的病实在太难对付了。如果可以，我宁可自己生活，也不愿意应对其他人的反应。有时，疾病的严重性让我们没法再互相打趣。

一天晚上，我们在理查德的书房里聊天，他问我抗精神病药恶性综合征（neuroleptic malignant syndrome）的症状，这是一种服用抗精神病药物后引起的罕见的、致命性的综合征。一开始，我以为他要在给精神科医生写的一本书里提起这种综合征，毕竟他研究并写过相关的论文。但我发现他的措辞有些不对劲儿，比如他问的是“如果你遇到这种情况”，而不是“当病人遇到这种情况”。环顾书房，我发现理查德的医生包正放在角落的文件柜上。这有点奇怪，尽管我以前从未注意过。为什么他把医生包拿回家，而不是放在我们租来的办公室里？

我问他能否看看他的包里都装了些什么。他对这个提议明显有些不快，极不情愿地把包拿来递给我。包里的东西不多，有处方本、听诊器、测血压用的布袖袋以及反射锤，但翻找了一会儿后，在包的底部，医疗工具的下面，我找到了我想找的东西：一个注射器和一小瓶抗精神病的药物。不用问，这是为我准备的，以防我变得狂躁。看着这个注射器，我想起了早些年刚出现精神问题时，被强行用药的情景。我觉得被人设了圈套，更重要的是，他背叛了我。我转过身，看着理查德，他也看着我，就像他已无处可逃。理查德是我的丈夫，但也是医生，他必须尽最大努力来控制他无法确定是否会复发的疾病。这是一种恼人的疾病，我们俩都受够了。

长时间的沉默后，他用一种令人不安的平静语气说："凯，我不知道该怎么办。"他又沉默了一会儿。"药物是不完美的。"他再次停顿了一下，接着说："我是不完美的，你也是不完美的。"他在桌旁坐下，看起来疲惫而忧伤。很长一段时间，我们俩都没说话。我们所面临的选择是冰冷残酷的，现实让我们无法挣脱。之后，他静静地说了一句："爱情是不完美的。"这是我听到过关于应对疾病的不确定性的最真实、最令人心寒的话。理查德尽了他最大的努力，我也尽力了。我们拥有的爱情是不完美的。那天晚上，对我们、对我来说，情况发生了根本的改变。我不得不由衷地、毫无保留地承认，理查德的意愿是好的，他的判断也是明智的。

经过一段时间的摸索，理查德和我找到了能控制我的疯狂、让我的大脑保持健康的方法。找到这些并不完善的方法费了我们很大劲儿。用理查德的话说就是，我的大脑是一个脆弱的生态系统，一个敏感的碱性池塘。只有锂盐、爱情和睡眠的微妙组合才能保持其活性。理查德将它们比喻成“水草、蜻蜓和一两只负责清洁的蜗牛”。就像理查德非常喜欢的漫画形象史努比一样，他经常重新布置我们的思维世界，使生活变得更为有趣。

只要不会造成情绪问题，理查德会时不时地在我的“池塘”里增加新成员。有一次，在我们睡觉前，他没头没脑地说：“也许有一天，我们可以往里面放一条锦鲤。”还有一次，他问我觉得加个水熊虫怎么样。也许锦鲤和水熊虫很合得来，或者锦鲤会把水熊虫吃掉，谁知道呢。我们必须考虑睡眠和药物、爱情和工作的精确配比，它们就是我大脑中的“锦鲤和蜻蜓”。理查德用科学和奇思妙想照料着这个池塘，只要他还活着，他就会让池塘太平无事、生机勃勃。

理查德对我疾病的接受程度很深，但也不是完全接受。在我发病的时候，他也曾被激怒，有时则会不知所措或冷静地保持着距离，但无论如何，他都不会妄加判断。他知道我的病是不受意志控制的，非常令人痛苦，而且我在尽力掌控它。他相信躁郁症是疾病与自我的复杂互动，除了尽量去了解它之外，没有别的办法能降低它的复杂性。

“疾病或失调有它们自己的特点，”在经过了一段特别艰难的时期后，理查德写信给我说，“但它们必须体现在某个人的身上，离开了这个人，它们就不能展现出特点。如果没有进入某人的肺部，那么结核杆菌就只是一种细菌。类似地，一个人的特点也体现了疾病的特点。你的情况比肺结核的形成更复杂，因为病因根植于你的基因，你生来就与之相伴，永远也摆脱不掉。基因在你的身体里交织缠绕，就像在碗里相互缠绕的一缕天使之发[①]。没有人会爱上一个基因，但会爱上这个基因所导致的一切，这个基因所经历的一切，以及它所影响的一切。”

理查德还在信中描述了多年前他的霍奇金病的治疗情况，那是一种对身体损伤很大的放疗与化疗的结合。疾病虽然治愈了，但代价巨大。理查德写道：“我们都渴望恢复生病前那个比较完整的自我，至少我们过去认为它是完整的。疾病和治疗在我们的生命里留下了它们的痕迹或伤痕，但这些痕迹或伤痕对我们的影响程度是不同的，它们已经成为你

① Angel Hair Pasta，一种比较长且极细的意大利面。——译者注

人格的一个组成部分。所以我比你更幸运，因为你不能以我爱躁郁症的方式去爱霍奇金病。”

理查德无数次为我驱散了心中的阴霾，有很多次，特别是在我们相识之初，毫无征兆的绝望会发动突然袭击，将所有的希望一扫而空，几近将我吞噬。当我还住在英国时，我写信给他说：

> 与你一起度过了令人难以置信的快乐时光后，我发现自己在伦敦的情况很糟糕——抑郁、沮丧、绝望。正如我所料，疾病一再来袭，令我厌倦，在经过长时间的极度抑郁后，最终都会陷入绝望。为什么要反复发作？有什么意义呢？人生来就是要死的，感觉良好不过是虚幻，它只会令生病的人感到被愚弄，感到困惑不已。有那么短暂的瞬间，我会想，我还有理查德。如果他在，他会抱紧我，与我做爱，为我沏茶，给我吃药，好让我安睡，度过这艰难的时刻。你给予的甜蜜和信任之中，总会有片刻的停歇，抑郁和绝望则会趁机扑来。在某次发作中，我完全被击败了。无论我做什么，疾病总会让我不得不服输。悲痛在我的心里越积越多，它总是伺机再次爆发，以提醒我健康的感觉来了也终会离开。

甜美回忆

陷入抑郁的那段时间特别难挨，但我们一起度过的日子一点也不沉重。相反，在认识理查德之后的大多数时间里，我都很健康，情绪高涨。我们拥有的乐趣多到应接不暇。我们一起工作，为病人做咨询，合作完成了很多论文和项目。我们的心智都存在着某种混乱，但彼此不同，相互的陪伴让我们找到了宁静。

理查德经常对我说，我对他的接受与爱，为他创造了一个稳定沉静的世界，以前他从不知道有这样的世界存在。想到自己冲动多变的性情，他的话着实让我震惊。有一次，我问他是不是在说反话，他答道：“不是。”我接着说，也许是因为有不幸的婚姻或其他让人焦虑的关系做比较，所以我才显得能令他平静。他答道：“不是。”也许我说的有点对，但大部分不对。我又接着说，也许我的作用就像兴奋剂，以一种反常的方式，给他没有条理的思维引入了秩序。他说：“也不是，你为我创造了一个安静的世界。”

有一次，他写信给我说：“你的沉静是我的庇护所，你的激情极富吸引力，让我变得多愁善感。最重要的是你对我的接受与理解，这种接受具有融合的力量，让我爱上了你。”

直到现在，我都觉得奇怪，爱情竟能将如此不同的心灵结合在一起，安抚它们，给它们以丰沛的希望和幸福。

我们俩是非常好的互补。理查德是一个保守的人，在对同事的感情表达上比较内敛，而我们的关系让他发现了他以前不了解的表达方式。一旦他习惯了这种方式，他便喜欢上了。在情感的坚冰开始融化之初，他曾写信告诉我："昨天我用手臂揽着实验室的同事，这是正常的不正常之举。也许这种方式一直潜伏在那里，只等着适当的刺激来释放它。"尽管他在进入更富感情的世界时踌躇不决，就如他所说："当我发现感情的投入会带来时间的损耗时，我开始想要恢复自己以往的冷淡态度了。"但他发现，更富感情的生活本身就是一种回报，而且实验室之外也有生活。

当明白了这些之后，理查德和我尽情享受着在一起的时光。我们有几个关系密切的朋友，和他们在一起很开心；每周我们俩都会有几个晚上外出，有时是出去玩，有时是工作，还有的时候兼而有之。我们都很喜欢华盛顿这个城市，都对政治非常着迷；每到一个新城市，我们就会不由自主地前往它的动物园、自然博物馆或科学博物馆。

我们俩都是电视剧《住家外星人》（*ALF*）的超级粉丝，

它讲的是一个来自魔马克星的外星人ALF的故事。ALF是一个橘黄色、毛茸茸的小家伙，长着8个胃。有一天，它从自己的星球跌落到一个住在郊区的小康之家的车库里。我们狂追这个节目，甚至耽误了工作，还在一次晚宴上造成了尴尬。当连续剧结束，看到ALF被军队抓获，再也回不到自己的星球时，我们伤心极了。我们用了很多时间来为它编织不同的命运，比如在哈佛大学医学院做医生（那儿的一位同事很擅长为幻想自己被外星人绑架了的病人做集体治疗），做一名战地记者，或者做联合国的一名翻译。我们还为它的收养家庭和魔马克星的同伴们精心制订了计划。理查德为ALF绘制了复杂的新行星以及新的星系，在其中，我们添加了星星、星座，还有ALF最喜欢的食物——猫。虽然有更具建设性的事情需要我们去做，但那有什么关系呢？我们笑啊、画啊，像变魔术般地创造着，好像有无穷无尽的时间。后来，我们还给ALF的行星添加了山脉、岛屿、内海以及美味的新品种猫咪。

我们一起度过的日子是那么有趣。我记得在洛杉矶的某个春季的一天，我们是以参观恐狼骨架开始的，而在那天结束时，我手脚并用地在床罩与床之间爬行，穿梭于绿色、粉色的塑料草丛，寻找软糖和黄色的棉花糖小鸡。理查德把床变成了逼真的放复活节彩蛋的篮子，里面不仅装着塑料草和软糖，还有各种各样大小不同的巧克力彩蛋和兔子。

那是精彩的一天，就像我们共度的很多日子一样。我们先去参观了拉布雷亚沥青坑博物馆（La Brea Tar Pits），里面有40 000年前被沥青困住并保留下来的剑齿虎、恐狼以及地懒的化石。在博物馆的墙上悬挂着大约400具恐狼骨架。理查德立刻被这些化石吸引了，他着迷地看着这些骨架，一看就是一个多小时，并把我叫过去，让我指出它们之间的细微差别。在比较过三个之后，我就烦了，它们看起来都差不多，于是我走开去看大地懒。只要对方在旁边，我们可以和两人在一起时一样快乐地独处，并急切地盼望着在午餐时分享我们的思考和想象。

那天晚上，我们在一家能眺望到太平洋的餐厅用餐。理查德喝完一杯酒后，拿出了两张纸，他说："写下第一个进入你脑海的事物。"这很像精神科医生在做自由联想时会说的那种蠢话，虽然理查德是精神科医生，但这不是他的风格。然而，理查德坚持要这样做，就像他以往想到一个新主意或新计划一样一定要实施。他递给我一张纸，在纸的顶端潦草地写着"理查德"。在名字下面，他分了三类——月份、鱼和树，并用线条分隔开每一类。他说："写下当你想到我时，你会联想到的事物，我也会写下对你的联想。"于是我们按照列表开始了。一旦理查德安排了一个游戏，想不玩是不可能的。我们边喝酒边写答案，然后查看对方写下的内容。

“我是哪个月份？”他问。

“5 月初，”我说，“那我呢？”

“9 月，”他毫不含糊地答道，“你是不折不扣的 9 月。”

理查德慢慢地品着酒，我们继续玩游戏。

“我是哪种鱼？”他问。

“虹鳟鱼。”我说。他点点头，表示赞同。

“那我是什么鱼？”我问道。我想象他的回答应该是奇异的珊瑚鱼或者逆流而上的大马哈鱼。

他坏笑着说：“凤尾鱼。”

“我讨厌凤尾鱼。”我说。他是知道这点的。

“是啊，但我爱它们。”他甜蜜地微笑着。

“这不公平，我可是把你想成虹鳟鱼的。”

他大笑着说："但我就是虹鳟鱼啊。"

当然，他的确是虹鳟鱼。

决定是什么树非常容易：他是垂樱，优雅而温和，有着繁复的枝杈。他说我是山杨，高高的，适应力强，周期性地散发出光彩。

在美食、美酒与欢笑声中，这一切在当时都极富意义。只要想起这件事，我仍能觉得，理查德是5月初，是虹鳟鱼，是垂樱。

NOTHING WAS THE SAME

02 紫丁香与罗马戒指

理查德和我在1994年的秋天结了婚，这差不多是从我们相识到理查德去世的中间点。我们在罗马和威尼斯度过了短暂而无比快乐的蜜月，之后我们回到华盛顿，理查德继续他的科学研究，而我接着写一本一年后将出版的书。远离现实世界烦恼的蜜月结束了，我正在写的这本坦诚地解释躁郁症的书将我们彻底拉回了现实。

理查德清楚地知道我应该写这本书。“当然，它会引发一些后果，”他说，“有些后果是显而易见的，而有些后果并不明晰。”对自己所患疾病的披露会使我成为众矢之的，这无疑会给他带来难堪。无论从舆论上还是从经济收益上看，这本书都可能一败涂地，但他仍然认为，写这本书是正确之举。饱受精神疾病困扰的患者及他们的家人，非常需要了解有关这种疾病的信息。

作为研究精神分裂症的科学家、心理健康的长期倡导者，以及治疗严重精神疾病的医生，理查德和许多人一样，深知公开探讨疾病的必要性。但从个人层面来看，他是一位躁郁症患者的丈夫，切身感受过疾病造成的伤害。他也看到过我和其他患者如何受到歧视政策的不公平对待，如何被同事们在医学教学及实践中无意说出的不友善话语激怒。

理查德明确表示，只要有必要，他会不遗余力地提供情感和经济上的支持。前者是针对舆论批评的，后者也不是无足轻重。从高中毕业以来，我一直在经济上很独立，上大学和读研究生期间，我始终边上学边打工。后来，为了偿还助学贷款和医疗费用，还清在躁狂发作时因挥霍无度而产生的巨额欠款，我曾夜以继日地工作。我习惯了独立，不想在经济上依赖理查德，但作为一种选择，我感谢他的好意。他相信，并让我也相信，爱情能帮我们渡过难关，我们正在做的事情是正确的，我们会患难与共。如果没有理查德的鼓励，我不可能完成《躁郁之心：我与躁郁症共处的 30 年》（上）（*An Unquiet Mind*）①，将我的真实生活公之于众。这本书对其他人的帮助有多大，我对理查德的亏欠就有多大。

① 该书中文简体字版已由湛庐文化策划、浙江人民出版社出版。——编者注

艰难抉择

把我的患病史写成一本书是一个无比艰难的决定。我是一名临床心理学家，拥有加利福尼亚州和华盛顿哥伦比亚特区的执照，还在约翰·霍普金斯医院获得了行医资格。我是一名研究者，而我所研究的内容、所写论文和书籍的主题，恰好是自己所患的疾病。因此我知道，如果将我的疾病公之于众，同行将会质疑我工作的客观性。这本书深刻展露了我的个人特性，它迫使我至少在可以预见的未来，不得不放弃临床实践。这么做对事业和经济收入的影响非常大。

我用了很多年来接受临床训练，并从事了近20年的临床治疗工作。在加州大学洛杉矶分校情感障碍诊所做负责人时，我对承担各种临床职责感到很享受，乐在其中；我也先后在洛杉矶和华盛顿开设私人诊所，诊所一直很受欢迎。不能继续诊治病人是一个损失，我知道我会后悔做此写书的决定。我热爱临床工作，真不愿意就此放弃。

我同时也是年轻医生和本科生的老师。像大多数人一样，父母从小教导我，不要把私人问题公之于众，要自己克服解决。我父亲是一位空军军官兼飞行员，他始终保持着军人的个性特点，那就是面对困难时沉静、克制。我母亲是一个热情的女人，她在处理个人问题上同样很内敛。他们都认为，独自应对个人问题，不表现出脆弱，是盎格鲁–撒克逊系白人新教徒[①]的、无可辩驳的、正确的行为准则，它就像空气的存在一样毋庸置疑，就算成了圣公会教徒，也不能有所动摇。多年来，这种顽固的倾向虽然有所缓和，但我依然十分谨慎、自制。在成长过程中，我一直将恐惧隐藏起来，把自己封闭得像一个墓穴。我不承认自己有恐惧，也绝不认输。

我喜爱并信奉这样的世界观。我最崇敬的人是那种很少抱怨，坚韧地生活，从不将自己的奋力挣扎公之于众的人。这种信仰给予他们一切尽在掌握的优越感，使他们很难感知到痛苦和个人的缺陷。基于这种确信，他们认为凡事都没有什么商量的余地，这让他们付出了代价，但这种信仰是我所了解的唯一信仰。

这种价值观可能更适合生活比较简单的年轻女孩，但不适合我，我的世界比较复杂，充满了与精神疾病的抗争。我的天真已经随着我的健全心智一起瓦解了，而且再也没有恢复。童年时，父母教导的行为准则对我成年后的经历几乎没有指导意义。疯狂和绝望让我不得不屈服，我的价值观摇摇欲坠。作为一名临床心理学家以及教授这门课程的老师，我

① 即“祖先为英国新教徒的美国人”，简称 WASP。——译者注

当然知道自己所患的这种精神疾病的破坏性。隐藏自己的问题、不表露感情虽然是可敬的，而且不用很费劲就能做到，但这让生活变得更加艰难。对精神疾病的默默承受会孕育出无声的丑恶，并造成不必要的痛苦，甚至死亡。

我发现自己越来越不能忍受以沉默来面对躁郁症。虽然父母教导我，自己的问题要自己面对、自己处理，但他们也教导我要独立思考，对他人怀有责任感。我觉得自己像个伪君子，为了职业上的自保，刻意隐瞒自己的病情，这渐渐磨灭了我的天性，让我表现出拒人于千里之外的架势。我研究抑郁症和双相情感障碍（即躁郁症）已经20年了，创立和领导过一个专门治疗这类疾病的大型诊所，还是著名大学教学医院的全职教授。这么多年来，我的病情一直控制得很好，如果我不将这一切公之于众，恐怕再也没有人能这样做了。

我向家人、朋友和同事征询建议。母亲和哥哥都强烈反对我这样做，他们认为我经历了那么多痛苦，在个人生活和事业方面都不堪一击，觉得我对自己的脆弱性估计不足。我的父亲也患有躁郁症，他则鼓励我忠实地写出我所经历的一切。他说，我的决定是正确且勇敢的，我不必就书中关于他的部分征得他的同意。

朋友和同事分成了两派，没有受过临床训练的人更倾向于认为，开诚布公是一件好事，一方面是因为这样做能造福其他病患，另一方面是因为他们相信从本质上来说诚实是一种解脱；而另一派则非常坚决地认为，一旦我公开了自己的病情，批评之声将不绝于耳，并会对我的事业造成非常坏的影响。他们提醒我，我的生活刚刚安定下来，何苦冒险给自己带来不必要的波动呢。那些临床医生对我公开疾病这种做法的态度更不乐观，像我一样，他们看过太多临床领域同行之间互相歧视、互相倾轧的现象，对这个行业的宽容性不抱什么幻想。

最后，我和我的精神科医生丹尼尔·奥尔巴克（Daniel Auerbach）讨论了这个决定。他是一流的临床医生，从我在加州大学洛杉矶分校当助教，第一次精神病发作起，就一直为我诊治。我们一起权衡了这个决定的潜在损失及可能的益处。与其被同事贴上躁郁的心理学家的标签，我宁可被他们看成碰巧患有躁郁症的心理学家。对此，我非常谨慎。我知道对很多人来说，事业受损是非常严重的问题，为这个问题费心思是完全合情合理的。以心理学或精神病学为专业的人还会给我造成一些特殊的困扰：他们会用警觉的眼神观察我的一举一动，评估我的情绪，还会竖起耳朵听我言辞中隐含的情绪。这种前景令人胆寒。

丹尼尔理解我想直面自己疾病的愿望，与我探讨了公开我的疾病、自杀经历以及最初对药物的抗拒会引发什么结果。他比任何人都清楚我为沉默所付出的代价。但他也知道，一旦公开疾病，我的骄傲会给身体带来重创。对我来说，从童年起，骄傲就是一种代价很高，但很持久的力量。除了骄傲，没有什么能一直支持我前行。公开疾病等于给竞争对手，以及这些年来被我惹恼的人，提供了伤害我的手段。

丹尼尔的建议周全、谨慎，充满了呵护，没有无奈、俯就的意味。他说，如果我认为可以这样做，并彻底考虑清楚了，我就可以去做。他也提出了一个不容置疑的问题，那就是这样做会很困难，的确如此。但他没有说这种困难是无法克服的，结果证明也的确可以克服。

我必须毫不隐瞒地描述我的病情和生活，否则就失去了写作的意义。这意味着我要去重温那段混乱、矛盾的生活，并将其公之于众：我曾不止一次产生幻觉和妄想，曾连续数月因抑郁而什么也做不了；我的行为有时古怪至极，令人不安，不管是以谁的标准来看，我都病得很严重；我曾试图自杀，差点因过量服用锂盐而丧命，虽然锂盐是我在医药杂志中介绍过，并强烈建议其他病人服用的药物，我自己却曾经很不情愿服用它，即使服用，也是断断续续的。人可以期待理解，但不要以为真能得到。

后来，我和约翰·霍普金斯医院的科室主任保罗·麦克休（Paul McHugh）谈了这件事，一方面是因为我尊重他的判断，另一方面是因为我必须这样做。我告诉他，我希望把自己奇幻交错的世界写出来，也许会对别人有所帮助，但不想因此使精神病科或约翰·霍普金斯医院处于尴尬的位置。我们都知道这不可避免地会引起别人的揶揄："谁在掌管着精神病院？"而更现实的问题将来自法律、教育和临床方面。没人能预测公众和媒体对此的反应。

在我表达自己的担忧时，主任认真地倾听着。等我说完，他若有所思地看着我说："知道吗，凯，你顾虑的太多了。"他提到了传奇式的外科医生威廉·霍尔斯特德（William Halsted），他是约翰·霍普金斯医院首位外科手术主任。"大家都知道，霍尔斯特德可卡因、吗啡成瘾。"保罗说，"在他毒瘾发作时，同事们会承担保护他的病人的责任，同时他们也会尽量照顾好霍尔斯特德。因此，他可以继续他的研究、著述，并培养年轻的外科医生。"他停顿了一会儿，以便让我领会，又接着说："医院也会为你那样做，因为这是医院的责任。"

他太理解我了，明确地表达了对我的支持，并对我说，如果科室里有谁为难我，一定要告诉他。他还安排我和约翰·霍普金斯医院的院长一起吃午餐，院长也给予了我充分的支持。他再次表达了主任的看法：医院会努力消除精神疾病的耻辱烙印，他希望我的行为能让其他医生以更轻松的心态来找出、接受并提供优质的医疗服务。院长和主任都明确地表示，他们会竭尽所能支持我的决定。

他们代表一所杰出的教学型医院，给予了我衷心的祝福。我当然不会天真地以为，这在医学院和医院里是很常见的。虽然这不是寻常做法，但具有示范作用。通过这种做法，人们会有所领悟，并能够继续前行。

毫无疑问，理查德的建议和支持对我来说是最重要的。他鼓励我写书，在我畏缩不前时，他推动我；在面临严酷的现实时，他把我搂在怀里，安慰我。他不是那种遇到困难就会放弃的人，他也不会让我放弃。

各界的反应

1995 年春季，我在《华盛顿邮报》上公开了我的精神疾病，同年秋季，我出版了自传《躁郁之心：我与躁郁症共处的 30 年》(上)。在《华盛顿邮报》发表了我的文章后不久，理查德和我参加了美国精神病学会的年度会议。尽管大多数同行对我患有双相情感障碍感到震惊，但都支持我把它写出来，言辞也很友好。然而，也有很多时候，情形并不令人舒服。有人会假装没看见我，什么也不说就走开。我从没幻想过精神科医生会比别人更有同情心，或在尴尬的情况下更擅长找到恰当的言辞，但我依然被他们的沉默刺痛，感到一阵阵彻骨的寒意。在一些人看来，我应该觉得难堪，如果我没有这种感觉，他们就会令我难堪。

在我的书出版之后的那个冬天，我参加了一个在斯德哥尔摩举办的医学会议。一位丹麦的同行对我说："没有一位丹麦医生会写你写的那些东西。"其中完全没有赞美之意。在回酒店的路上，透过商店橱窗，我看到里面新鲜的郁金香，在北方的冬夜里，它们显得分外绯红和美丽。我再一次感受到深深的孤独，就像多年前，我作为年轻女性参加学术会议时所感受到的那样。学术会议本质上是非常男性化的，显示出灵长类动物互相争夺领地和支配地位的特点。为了不受其影响，我那时常会买些鲜花放在酒店房间里。鲜花带来的那一抹亮丽的色彩，那些许美丽的痕迹，代表着我作为一名女性的私密空间。

如今，事隔多年，在斯德哥尔摩，孤立无助感又一次袭来。我走进花店，买了一大束红色郁金香放在了床边的桌子上，以对抗那位同行的恶语。参会的大多数瑞典、丹麦、挪威的医生都努力做到对我友善，表达他们热情的支持。但有时无意中，他们也会让我一下认清现实，情绪变得低落。

尽管有些同僚表现出冷淡与回避，但大多数人还是友善和接纳的。在都柏林的会议上，爱尔兰的同行让我喜出望外。圣巴塞洛缪医院（St. Bartholomew's Hospital）的院长向我祝酒，庆祝我的勇敢。都柏林大学的同行们也出乎意料的友好。一位精神科医生送给我一本叶芝的诗集，并附上一张便笺，上面写着“谢谢”。另一位医生送给我一束橘红色的罂粟花和矢车菊，它们美得令人窒息。晚餐后，另外两位同行带我来到邮政总局——1916 年爱尔兰复活节起义的中心。他们指着库丘林[①]的雕像，笑着说：“也许你会愿意看到它。”

我的个人生活暴露在了公众面前，这让我一时很难适应。当我还是个孩子的时候，每每遇到麻烦，我都会安静地躲起来。成年后，我刻意用欢笑、工作和掩饰来隐瞒我的精神疾病。而现在，我的疾病彰显于字里行间，彰显于我的演讲中以及电视屏幕上。尽管如此，诚实地面对自己，不再游离于

① 库丘林（Cuchulainn），也译作库夫林，是爱尔兰传说中的英雄。他父亲是太阳神卢格（Lugh），母亲是人类，所以他作为半人半神存在。——译者注

自己所属群体的边缘，让我感觉不错。我不再只是研究人员和临床医生，终于也可以公开谈论自己的疯狂与恐惧，我不会再感到疏离和虚伪。

《躁郁之心：我与躁郁症共处的30年》（上）出版后，我收到了成千上万的读者反馈。大多数反馈是充满善意的，也有很多令人烦恼。宗教性质的谴责非常普遍。有好几百封来自原教旨主义基督徒的来信，他们怒斥我违背上帝的意旨，放弃了自己的基督教信仰，而我完全没有意识到这些。还有一些人认为，我的疾病是因为没有真心接受耶稣的教义，或祈祷不够真诚、不够勤勉而受到的报应；是因为我对撒旦敞开了心扉，所以魔鬼进入了我的头脑，疯狂与绝望是我罪有应得，我今生甚至来生都将无法解脱，我将万劫不复。为此，我对宗教极端分子对精神疾病的不宽容与仇恨有了更多的认识，它们令人不快、令人恐惧。

具有中世纪性质的信仰让我非常震惊，他们认为我是魔鬼的化身，并对我进行恶毒的攻击。其中有一位女士，给我寄来了一段摘自圣经的祈祷词，并写信说，我没有孩子是件好事，至少让这个世界少了一个躁郁的疯子。还有人写道："你显然不知道你和其他躁郁症患者受苦的原因。你怎么能想到要孩子，把另一个疯子带到这个世界上呢？"

有一股强大的政治力量，恶毒地反对用药物治疗精神疾病，他们经常会带着可怕的愤怒来发表观点。还有一些很享受躁狂症或将兴奋性的精神失常看成天赋的人，谴责我是医疗体系的同谋，给精神病患者推荐药物。还有很小一部分人觉得，我对躁郁症的写作太过感性化。

有些人质疑我的精神疾病经历实际上只是不够理智的结果，或者用更科学的说法来说，那只是一种意识状态。在书中，我描写过躁狂发作时，曾认为自己踏上了前往土星的旅程，但当时我认为自己非常正常，这是很明显的精神疾病症状。很快我发现，在星际旅行方面，我是个胆小鬼。很多精神疾病患者描述过他们去往火星、土星以及更远星系的旅行。有些人将星际旅行看作发病的表现，其他人则把它看作自己正常精神生活的有益扩展。一个人眼中的疯狂可能是另一个人眼中的天赋。

很多人希望相信并没有什么离奇古怪、疑难杂症，相信心智一旦形成，就不会发生改变。解释怪异和失常行为的说法有很多，例如，希腊人想象出一些神，来解释他们不能解释的现象。人们会为混乱的心智、绝望的情绪，或者生与死的愿望编造理由，这是人类的本性。科学的解释非常复杂，对很多人来说，不如想象或宗教那么令人满意，也不如星象、体内存在毒素或童年创伤这样的解释有趣。科学家和医生对精神疾病的理解与大众的理解存在着很大差距。

还有一些人很不满，认为我拥有很多优势，比如收入有保障，有朋友、同事和家人的支持，却还要写书发牢骚。他们认为，我不可能真正理解精神疾病患者的痛苦。一位同事喝醉了之后，在我们的下属面前慷慨陈词，她认为我有“优渥的”成长背景，没有权利来写双相情感障碍患者的痛苦，我太自以为是了。这种言辞让我无法容忍，它不可理喻的程度已然超出了要向一位精神病学教授解释双相情感障碍带来的痛苦，而更像是说癌症带来的痛苦会因为人们成长环境的不同而不同。

这些刻薄的言辞让我感觉糟透了，只有理查德能让我稍微好过些。他会说，把信放到一边，别在意那些丑恶。如果你觉得有必要重读它们，那就过一个星期再读。他的学术论文曾遭到过尖锐的批评，以他的经验来看，过一段时间再读时，批评绝不会还如此令人难过。通常他会打电话给我们的朋友，建议一起出去吃饭。他知道，温暖、欢笑、分享彼此受过的尖刻评价或恶意批评，能减轻我受到的伤害。

在渡过了非常艰难的一段时期后，理查德计划和我去东海岸的切萨皮克湾度周末，他知道我从童年起就非常喜欢那里，希望这次旅行能让我摆脱沮丧和忧郁。他坚持除了吃、睡、散步、做爱，什么都不干。不谈论工作或疾病，不纠结于决定的对错，也不去想那些充满敌意的来信。

那个周末，我又一次陷入了理查德为我构筑的爱河，而正如他所愿，我重新找回了对生活的热爱。一天下午，他开车出去兜风，回来时每只胳膊下面都夹着一只胡杨木雕刻成的天鹅。一公一母，雕刻得十分精美。理查德说，天鹅都是终生相伴、生死相依的。

令人担忧的年轻患者

尽管有一些批评和猜忌，但大多数人的友善都超出了我的想象。冷酷或指责远远没有热情和友好多。因坦诚而收获的放松感，已然抵消了失去隐私的不适，以及对各种威胁报复的恐惧。

更重要的是，精神疾病患者的生存状态给我留下了深刻的印象。他们的生活非常痛苦，受到卫生保健体系毫不掩饰的不公正对待，一贫如洗，经常遭到暴力侵害。最可怕的是那些精神疾病所导致的孩子、妻子、丈夫或者父母自杀。所到之处，我看到的都是饱受精神疾病摧残的痕迹，也看到了与之抗争的人们所表现出的坚韧性、创造性和宽容大度。

这种破坏性与慷慨大度的混合在患有精神疾病的学生身上体现得最明显。我特别希望年轻人能读到我的书，一方面是因为双相情感障碍的平均发作年龄是 18 岁左右，另一方面是因为我在那个年龄，由于对自己的躁郁症感到不确定和恐惧，因此特别孤独。对于有抑郁问题或其他心理问题的学生来说，他们的自我感受与同伴们情绪饱满、无限活力之间的对比实在是太鲜明、太刺目了。

大学一般都没有能力应对患有精神疾病的学生。学校管理层通常认为，这些问题是短期的，是由校园暴力或自杀事件引发的。一旦渡过眼前的危机，这些心理或精神上的问题就会消失。在我所到过的学校，学生们不仅向我讲述了精神疾病带给他们的痛苦与绝望，也说到教授和学校管理层对他们缺乏理解，没有充足的医疗保障，担心被要求休学后不能重返校园，明白自己的行为是可怕的，并因为扰乱了室友的生活而深感内疚。抑郁症造成的广泛影响更让我大受震动，从系主任、秘书、足球队员、校长、学院理事，到音乐系学生、医科大学预科学生、商学院学生，任何人都可能受到其影响。

在和学生们的交谈中，很多人谈到自己曾自杀过。我通常会问他们："你和父母说过这件事吗？"几乎没有人说过。他们毫无例外地会问我："你担心自己再次发作吗？你是如何保持健康的？"我告诉他们，恢复健康和保持健康都非常困难，但不是做不到。我发现自己在说理查德曾说过的话：吃药、了解自己的病情、有问题要咨询医生、注意睡眠、有用药和饮酒的常识、有社交生活。我告诉他们，双相情感障碍是一种糟糕的疾病，但如今得这种病还不算太糟，因为科学发展迅速，公众也越来越理解这种疾病。他们是幸运的，因为他们的诊断和治疗都相对较早。

我被这些学生的勇气深深打动，他们在与病魔的抗争中不断学习着、竞争着、爱着、活着。我钦佩他们应对严酷的、不可预知的命运的方式。他们很少像同龄人那样，认为什么都是理所当然的，他们更懂得欣赏生活。我很享受在用餐时、在研讨会上、在演讲前后与他们的交谈，并从中收获了很多。能得到他们的信任，让他们愿意分享自己的故事，这让我感到无比奇妙。如果在公开我私密的梦魇与脆弱之后，每个日日夜夜都只有他们与我相伴，我也会心满意足，不再忧惧。

这些与我交流的学生们表现出了他们的慷慨和视野。在旧金山的加州大学医学院，患有抑郁症或双相情感障碍的学生为其他有类似问题的学生和住院医师建立了支持小组，并命名为“红地俱乐部”。我很高兴他们邀请我去做演讲，以纪念一位自杀身亡的颇受欢迎的解剖学教授。演讲结束后，他们送给了我一本第一版的罗伯特·洛威尔（Robert Lowell）的诗集《生活研究》（*Life Studies*）。这是一个很有意义、精心挑选的礼物。非常巧的是，我在教学中一直用到其中的几首诗。洛威尔在诗中写道：

我的头脑有些不对，
我听到病恹恹的灵魂在每个血细胞中哭泣，
就像我用手扼住了它的咽喉……
我自己就是地狱。

我把这本书一直放在书桌上，用洛威尔和那些学生们的地狱提醒自己，一些人能从痛苦中受益。

我的主要交流对象是大学本科生、研究生和医学院的学生，但由于年龄更小的学生也经常会遭遇情感障碍，因此我也和几百名患有抑郁症或双相情感障碍的儿童交流过。他们和年龄大些的孩子体验到同样的痛苦与恐惧，但由于年纪小的孩子病情通常更严重，而且不能像大孩子那样更好地了解自己的疾病，因此他们的日子更加难过。

一天下午，我前往南弗吉尼亚州的一所高中做毕业典礼致辞。这所学校主要教授有严重精神疾病的学生，九年级的一个班即将毕业。礼堂很破旧，与华盛顿地区那些精英汇集的私立学校比起来，简直是天壤之别。象征胜利的拱门用黑色气球装饰，这显然不同于传统的装饰方法。每个孩子都备受精神疾病的煎熬，如同生活在地狱里，而这并不是他们理所当然应该承受的。这里不是充盈着数学辅导、曲棍球练习以及大提琴课的世界，而是承载着痛苦、医院、精神错乱、自杀企图与药物的世界。但这里同样也充满了勇气、毅力、黑色幽默以及活在当下、珍视体验的态度。

这里的孩子们很勇敢，而且令人钦佩。一小队毕业生走上舞台，接受毕业证书，他们队形散乱，步调也不整齐，发出沙沙声的录音机在播放着《威风凛凛进行曲》(*Pomp and Circumstance*)。我能清楚地记得自己有多少次强忍住眼泪，以免在公众面前哭出来。这只是无数这类孩子的一个缩影。精神疾病对年纪小的孩子具有很大的破坏性，但孩子们表现出了非凡的勇气。

几年前，在科罗拉多州与一群这样的孩子交谈时，我就深刻地体会到了这一点。那些孩子们的年龄都在 7 岁到 17 岁之间，都患有双相情感障碍。我们谈论与抑郁和躁狂抗争的感受、服用药物带来的不良反应、集中注意力和学习有多么困难，以及交到朋友和得到家人的理解是多么不切实际。他们非常了解这些事情，而他们还那么年轻。我们也谈到了希望，谈到精神病人如何能过上美好的生活；虽然这很难，但并不是做不到。我尽我所能地回答他们的问题。在我就要离开的时候，一个大约七八岁的孩子走过来，把他的小手放在我的手里，看着我，问道："你真的还好吗？"

我用胳膊搂住他，感到他在我怀里抽泣，我对他说："是的，我很好，真的很好。你也会很好的。"他看上去有些不相信。我从包里拿出钥匙链，把上面一个塑料的兔八哥装饰品取了下来，多年来我一直把它带在身边。我告诉小男孩，这是我的特别幸运符，因为它有四只兔脚。孩子的脸上展现出了笑容。我把那个兔八哥送给了他，并向他保证，兔八哥会带给他像我一样的好运。

我希望祝福能成真，但这个世界和这个孩子的疾病会有自己的发展方式，我不确定运气能带给他公平与美好。

浪漫之旅

在首次公开我的躁郁症 6 个月之后，我和理查德在罗马度过了我们的结婚周年纪念日。当时他要在罗马做一个医学演讲，而我也正在罗马，作为纪念英国诗人济慈诞生200周年系列演讲的一部分，我要在美国学会罗马分会进行发言。有几天，我们一起毫无目的地闲逛，晚上和朋友们小聚。周年纪念日那天，我们在所住酒店的屋顶，一起享用了一顿浪漫的晚餐。之后的一个下午，我独自在博尔盖塞花园散步了很久，当回到房间时，理查德正在写论文，不过很明显，他搞了些小名堂。

“我给你准备了些鲜花。”他说。

我向四下张望，什么也没看见。

“不过，你要先找到它们。”

他笑得很开心，显然为自己的安排感到得意。我又环顾了一遍房间，还是没看到鲜花。只差浴室没看了，我打开了浴室的门。理查德绝对是超水平发挥。浴缸里漂满了白色、粉色和淡紫色的花朵，非常惊艳。我越仔细看这些花，越觉得它们眼熟。

果真如此。济慈－雪莱纪念馆（Keats-Shelley House）的工作人员为了感谢我的演讲，送给了我一束玫瑰和紫丁香。在我出去散步的时候，理查德把花茎剪掉，让花朵漂在了水上。这很省钱，而且符合理查德的风格。

他急切地说："继续看，跪在地上你才能看到。"我觉得有点滑稽，而且因为对玫瑰过敏，有点气喘。我趴下来仔细查看浴缸里的花朵，很快，手变得又湿又冷，膝盖也疼了。终于，我发现一朵玫瑰的茎上用夹子和皮筋拴着一个小药瓶。药瓶里放着一张纸条，上面写着：去床上找一找。这是一个寻宝游戏，对此理查德很在行。

我花了点时间寻遍那张超级大床，终于找到了一个小红盒子。这是罗马一家珠宝店的盒子，里面铺着丝绸，丝绸上是一枚古董金戒指。我还在枕头下面找到了一张纸条。有阅读障碍的理查德在上面潦草地写道："谢谢你带给我有生以来最幸福的时光。我知道，对你来说，谈论自己的疾病并把它写出来是很艰难的。我为你骄傲，不只是作为丈夫，也作为你的同事。"

第二天早上，理查德将新戒指浸在许愿池（Trevi Fountain）的水中，然后把它戴在了我结婚戒指旁边的手指上。他说，当他不能陪伴我的时候，这枚戒指会代他陪着我，减轻冷酷的沉默或尖锐的批评对我的伤害。在我们回到华盛顿之后，批评并没有使我消沉，理查德用他独有的方式，忠诚地守护着我，让我重新振作起来。当情况转好时，他由衷地感到开心。

在罗马的那些日子，我们尽情欢笑、做爱，觉得我们会永远这么幸福。这些亲密无间的时光现在回想起来，让我依然确信，我拥有理查德，我们彼此拥有，这就足够了。

时间就这样流逝着，我们不相信它会有终结。爱情让我们抛却了旧病复发的恐惧，忘记我们随时可能会面临死亡。这是一段无忧无虑的时光，但并不持久。

NOTHING WAS THE SAME
第二部分
最后一杯香槟

医学界有一个规矩，当病人没有康复的希望时，医生可以要来两杯香槟，和他的病人默默对饮。病人能够理解香槟的意味，此时无须令人尴尬的语言。

——理查德·达文波特-海因斯

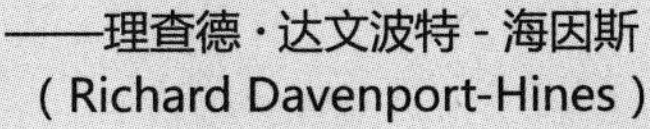
（Richard Davenport-Hines）

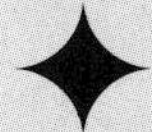

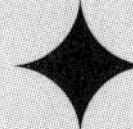

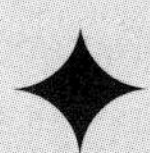

NOTHING WAS THE SAME 03

不完整的部分

在诊断出霍奇金病 IVB 期[①]时，理查德 32 岁，在 1973 年，这等于被宣判了死刑。他的胸部有一个巨大的肿瘤，生长速度很快，癌症已经扩散到了他的脾脏、肝脏和骨骼，有两节椎骨已经碎裂。理查德说，除了认真地看一看人寿保险条款，写一写正在做的实验，想一想该如何与三岁的女儿和几个月前刚出生的双胞胎儿子告别外，已经别无他法了。

理查德的同事坚持让他去西海岸找亨利·卡普兰（Henry Kaplan）咨询一下。卡普兰医生是斯坦福的肿瘤学家，他倡导对霍奇金病进行激进大胆的治疗。在接下来的两年里，理查德接受了大剂量的放疗和化疗，这救了他的命。理查德将

① 表示肿瘤具有侵犯性且已无法手术切除的病情。——译者注

其归功于卡普兰医生的无所畏惧和卓越才干。他说，他没有因为卡普兰医生创造的奇迹而感到特别惊讶，因为这是由一位医生创造的，而不是由远古的信仰或祈祷创造的。相反，这加深了他童年的信念：科学能够完成不可思议的事情。

理查德赶上了医学迅速发展的早期阶段，他的余生受惠于临床科学家，尤其是亨利·卡普兰。理查德把被诊断为霍奇金病后的近30年的时间看成生命的馈赠，既不认为是自己应得的，也不觉得受之有愧，那是一项惊人的医学功绩。他不认为放疗遗留下的后患对他不公平，并知道自己对科学有所亏欠，对医生怀有无法撼动的感激。什么也改变不了理查德的这些基本信念。

此后的20年里，理查德都很健康。第二个10年，我们俩生活在了一起，他健康的身体让我们麻痹大意，以为过去的健康问题真的过去了，不会再影响我们的未来。然而紧接下来的10年，理查德患病的时间远多于健康的日子，生与死的周旋尤其令人忧伤。卡普兰的疗法非常了不起，但并不完美，科学在发展过程中通常如此。曾治愈了理查德癌症的放疗，后来又进行了三次，前两次几乎置他于死地，而最后一次真的害死了他。

对抗淋巴瘤

我们都知道，放疗可能会引起后续的损伤。白血病及其他迟发性癌症通常不采用放疗的方法。而且，医生观察到有不少接受大剂量放疗的霍奇金病患者都死于“无声无息”的心脏病。由于理查德是斯坦福早期临床试验的参与者，因此医生建议他做一个心脏应力试验，但试验最终不得不被叫停。在我们结婚的前一年，理查德被查出左冠状动脉前降支有 99.9% 被堵住了（心脏病学家将之隐晦地称为“寡妇制造者”），在约翰·霍普金斯医院接受了治疗。经过 4 次住院治疗，他的心脏又恢复了健壮，并维持了几年。我们比以前更加小心谨慎，但没有想到他还在为以前从霍奇金病中死里逃生而偿付代价。

生活永远都不会那么轻松。1999 年的夏天，理查德突然毫无征兆地患了重病。他的体重锐减，呼吸困难；不再才思敏捷、充满好奇。他变得没精打采，对什么都提不起兴趣，与我曾爱过的那个男人判若两人，我都快认不出他来了。理查德迅速地衰弱下去，就像慢慢融化的邪恶女巫；在理查德生病前，他一直非常喜欢“女巫”这个形象。

扫描结果显示，理查德的肝脏、直肠壁和肺部都有肿瘤。

没人试图美化眼前严峻的现实，尽管在不经意的一刻，我的脑海中闪过了墓地的景象，但依然支吾地说着肿瘤学有了怎样的进步。我的话听起来很没底气，不像是真的。理查德怀疑地看着我：治愈他体内像群岛一样分布的肿瘤没有任何希望。理查德和我虽然天性乐观，但也都不失理性。

那天夜里，我们都无法入睡，忧心忡忡、坐立不安。我们聊一会儿，沉默一会儿，一会儿开灯，一会儿关灯。我们查看理查德过去的医学教材，想找到可以暂时缓解恐惧的只言片语或统计数据，但书中对癌症的探讨已经太过时了。我们设想了很多"要是……就会……"的情况，然后互相缠绕在一起，退缩进我们的集体自我中，以远古哺乳动物的方式抵御着绝望。

第二天的情况好了些，当然，这在某种程度上是因为那是白天，不是夜晚，而且已经不可能更糟了。理查德初步的活检结果给我们带来了一点希望，他可能得的是淋巴瘤，而不是转移性的实体肿瘤。对于现在的我们来说，淋巴瘤是一件好事，因为它代表着一线生机。我的同事帮我们预约了约翰·霍普金斯医院的肿瘤专家。如果理查德死了，与为他赴汤蹈火相比，我更愿意为他去赴死。

理查德·安宾德（Richard Ambinder）是霍普金斯医院血液系统恶性肿瘤方面的主管，他看了一眼理查德，说：“你看起来病了。”这句话本身并不足以让我们信任他，因为这算不上明察秋毫。然而，他对各种诊断与治疗的可能性，解释得非常清晰、严谨，并且特别关注理查德急剧恶化的身体状况，这令我们对他刮目相看。他说，理查德的核磁共振结果清楚地显示这是恶性肿瘤，它的发展速度很快。如果不马上接受大剂量的治疗，理查德就会死掉。我们被安宾德的直率和能力折服，听到还有救，都松了一口气。

安宾德说他会咨询医院的病理学家，也是他在美国国家健康研究所的同事。如果结果是恶性实体肿瘤，理查德生存的希望就不大；如果像他预料的那样，是伯基特淋巴瘤，理查德就有可能活下来。安宾德拍着理查德的肩膀说，他和霍普金斯医院的工作人员会照顾好他。然后转向我，对我作出同样的保证。他把理查德带到了自己的病房，一直跟他谈论着他们的研究方向以及当年作为霍普金斯医学院学生时的一些共同体验。几个星期以来，我头一次在理查德的眼中看到一丝生气，同时也看到他从医药、科学和霍普金斯医院三位一体的信念中汲取着能量。

安宾德告诉我们，那位病理学家会在当天晚上跟我们交流他的诊断印象和治疗建议。事情开始有所进展，每个人都在尽力。安宾德雷厉风行，不浪费一分一秒。

当晚病理学家打来电话，说他几乎可以确定，理查德得的是伯基特淋巴瘤。他和安宾德的意见一致，如果不马上开始化疗，理查德就没有活下来的可能。病理学家的直截了当，以及对病情和预后的细致描述，对我们下决定很有帮助。他和安宾德没有给我们罗列一堆复杂、互相矛盾的选择。除了化疗，其他方法都毫无意义，何必要浪费时间呢？

安宾德说，如果理查德对化疗有反应，他的病情可能会产生迅速而惊人的改善。事实正是如此。那天晚上，我在理查德病床边的椅子上睡了一夜，早上醒来时，发现他正微笑地看着我，就好像自己已经死里逃生了，并且不是勉强地活过来，而是远远逃离了死神。“我喜欢这位医生，”他说，“非常喜欢。”

在理查德对化疗产生显著反应的几周之后，安宾德建议进行外周血干细胞移植。医生会从理查德的骨髓中采集干细胞，注入血流中，替代原有的病理性造血干细胞。为了杀灭残余的癌细胞，理查德要进行8天剂量非常高的化疗。之后，再将事先采集的干细胞通过静脉移植到体内，促使其增生。通过安宾德费尽心力的详细解释，我们清楚地认识到，理查德将接受的是高风险的治疗，而他本人也是高风险的病人。死亡的可能性很大，这成为我们不得不考虑的问题。

随着疾病迁延日久，理查德的头发开始脱落，总是呕吐或干呕。由于类固醇的作用，他会产生短暂的精神错乱。有一天，他说自己像蛇蜕皮一样蜕掉了肠子。抗癌药物被直接注入他的脑脊髓液。理查德在治疗过程中承受的痛苦，是我无法想象的。然而，他始终保持着冷静，以嘲讽的态度应对生活，表现出实至名归的耐心。

1999 年 12 月，理查德接受了骨髓移植，我们接下来只能等待：等待血液检查和扫描结果，等待不可避免的并发症，最折磨人的是等待着移植的骨髓产生救命的细胞。人体正常的白细胞总量应该是 4 000 ~ 11 000 个，而理查德的白细胞数量曾一度降到了只有 30 个。那段时间，他比任何时候都紧张，密切地关注着移植的成败。

我知道，当理查德感到痛苦或担忧时，他会转向内在，开启想象，这次也不例外。有一天，为了转移注意力，他就去回想自己所知道的河流名称。其他日子里，他还会回想星星、星座或者病毒、细菌的名称。在特别难挨的一段时间里，他在脑海中一块骨骼一块骨骼地构建童年时在芝加哥菲尔德自然史博物馆（Chicago's Field Museum）中看到的恐龙骨架。当健康状态好转之后，他精妙的创造性又复苏了。一天早上，当我走进他的病房时，发现他花了大半个晚上想象出一个房间那么大的大脑，并准备开始探索它。理查德走过大脑的一条条沟壑，沿着绳索滑到大脑黑质——这是他曾经研究过并特别喜欢的部分。他在脑室中游泳，在视神经上跳来跳去。理查德在渐渐好转。

大多数时候，他睡觉，我做针绣，有时我会给他读福尔摩斯的探案故事，或安东尼·德·圣埃克絮佩里（Antoine de Saint-Exupery）的《风沙星辰》（*Wind, Sand and Stars*）。当他好些时，我会给他读安妮·迪拉德（Annie Dillard）的《汀克溪的朝圣者》（*Pilgrim at Tinker Creek*），这是我们认识后不久，他送给我的。我们曾一起细数各位博物学家与科学家；为了写一本有关热情洋溢的书①，我正在研究这些人。像我一样，理查德爱上了威尔逊·本特利②的雪花世界。很多次，当我走进他的病房时，都发现本特利的雪花摄影集正摊开着，理查德枕着它，或把它放在枕边，睡着了。

---

① 此书是指作者的《天才向左，疯子向右（下）：躁郁症与影响世界的人》，该书中文简体字版已由湛庐文化策划、浙江人民出版社出版。——编者注

② 威尔逊·本特利（Wilson Bentley）是生活在佛蒙特州的一位农民，是世界上第一位拍摄雪花的人。——译者注

冬至那天，理查德出院了。他非常虚弱，但很高兴能看到医院以外的世界。为了便于理查德接受集中的门诊护理，我们在霍普金斯医院附近的巴尔的摩酒店过的圣诞节。那段日子很不好过，他的身体非常虚弱，免疫系统更是不堪一击，但我们很快就找到并适应了一种平静的节奏，这种生活也不是一无是处。每天早上，我陪理查德去肿瘤科门诊验血，然后等着听结果；每天的数字都有其特殊意义，太高或太低都会引发我们的焦虑。我们很喜欢和其他癌症患者交流，因为这让我们更有信心。下午，我们会在房间里听圣诞颂歌，或者理查德睡觉，我看书。晚上，我们会依偎在一起，享受这个季节和彼此的体温。

理查德的情况越来越好，他的体重开始增加。我们觉得越来越有希望，对他某次短暂的发烧或疲劳，也不那么忧心了。很长一段时间之后，我们又开始做爱了。生活在慢慢地、悄悄地恢复。在移植手术几个月后的一天，我们回医院进行例行的随访，等待着安宾德告诉我们理查德最新的检查和扫描结果。虽然我们有理由乐观，但在肿瘤专家的办公室里等结果，怎么都会让人的担忧多于乐观。

安宾德大步走进房间，兴高采烈。这是一个好迹象，因为他本身并不是一个喜气洋洋的人。他对理查德说：“我认为你已经康复了，你战胜了癌症。”我们已经习惯了安宾德的直率以及略微的悲观主义，一时愣在那里，不敢相信这是真的，最后我们终于完全反应了过来。

当时的喜悦心情让我永生难忘：理查德微笑地看着我，我看着他，我们一起看着安宾德，而安宾德也微笑地看着我们。这是一次与最好的医生一起走过的既可怕又亲密的旅程。安宾德带着理查德经历了致命的疾病，经历了风险极高的治疗过程。他医术高明，为人直率而友善，从不为做不到的事情许诺。他拥有人们理想中的医生的各种品质。就像任何人对救命恩人的感情一样，我对他充满了感激和尊重。理查德对他的尊重可以与他对卡普兰的尊重相比拟。他说，安宾德是医生的医生、科学家的科学家，这是理查德所能表达的最高评价。

我们也非常感激霍普金斯医院的其他医护人员，用抽象的方式表达就是，我们感激霍普金斯这家杰出的教学医院。理查德坚信，他的医生生涯以及他所做的很多科研工作，都直接受益于他在霍普金斯医学院所受的教育。对于我来说，从在霍普金斯医学院工作的第一天起，我就爱上了它。我们有强烈的霍普金斯情结。

有时，在其他医院做完演讲或参加完大巡诊回来，我们会将在别处的经历与在霍普金斯的经历进行比较。无论我们是否客观，其他医院从来都不具有可比性。我们当然知道，某家医院科研做得很好或有医术精湛的医生，但理查德通常会用带着浪漫意味的口吻总结道：“我也不知道为什么，但霍普金斯就是与众不同。”无数次，当我们谈到霍普金斯，觉得无以言表时，就会说：“我也不知道为什么，但霍普金斯就是与众不同。”

与安宾德会面之后，我们决定要做些什么来纪念此刻。基督教教徒可能会建议我们在医院的小教堂纪念一下，但理查德是犹太人，他不信仰基督教。他静静地说：“让我们去赫德大礼堂吧！”这是我们曾经接受教导，并教导过学生的地方。我们坐在医院的这间大阶梯教室里，都陷入了沉思，努力去理解安宾德说的话。我们俩谁都没有说话，空气中只有平和与安宁。最后，理查德搂住我，再一次环顾阶梯教室，说道：“我爱这里。”然后我们就回家了。

在接下来的几个月里，一切都恢复了正常。理查德一头扎进他的科研工作，我们还经常会朋友，讲座的安排多到不得不取消一些的程度。理查德继续研究精神分裂症，并重新开始治疗病人，我则很高兴可以继续写我的书。我们在弥补失去的时间，以及未履行的责任。这是一段神奇的插曲，它很轻柔，充满了爱意和感激，本该持续下去，可惜并没有。

再陷深渊

在与安宾德那次令人欣喜的会面 6 个月之后，理查德回霍普金斯医院做随访检查，他后期的扫描结果不是很好。安宾德说他的肺部有一个团块，看起来像肿瘤。安宾德咨询了胸外科医生，相关医生并不认为那是肿瘤，但我们都更相信安宾德的直觉，都觉得很不踏实。而我们什么都做不了，只能耐心等着肺部的活检结果。

我们猛地又跌回理查德被诊断为伯基特淋巴瘤时的黑暗之中，但在确定他得了肺癌之前，我们尽量继续保持正常的生活——会朋友、工作、相爱，但忧惧再一次出现。我们对所做的每一件事都不确定，在做每件事的时候，都会产生一阵冰凉的恐惧，不禁在心里默默地问：这是不是我们最后一次？我们还有多长时间？他会死吗？什么时候？在哪里？

安宾德有可能错了，任何事情都是有可能的，这种渺茫的希望支撑着我们。11 月过去了，进入了我和理查德都很喜欢的 12 月，我们尤其喜欢华盛顿的 12 月。母亲和我买来圣诞树、刺柏花环，给圣诞树挂上了小灯。我们像之前的每一年一样，听圣诞颂歌，看《主教之妻》(*The Bishop's Wife*)，并像其他美国人一样，静观最高法庭对布什诉戈尔一案的判决结果。我们也在等待理查德的活检结果。12 月中旬，结果出来了：理查德得了肺癌，已经扩散到了两侧肺叶，手术已经没用了。

我们最初的反应是回不过神儿来，然后是震惊。这种反应持续了一个小时左右，接下来是噩梦般的经历。我们各自喝下一杯苏格兰威士忌，然后爬上床，紧紧地抱在一起。我们一般不会把困难看成命运对我们的不公，也不会质疑为什么我们如此幸运，拥有朋友，拥有彼此，但这次是个例外。这是我们第一次，也是最后一次体会到：这不公平。

在经历了几个月的化疗、一次骨髓移植和漫长的提心吊胆之后，我们刚刚恢复了正常生活，或者说我们自以为的正常生活。为了战胜理查德的淋巴瘤，我们消耗着情感的储备能量，一知道他被治愈后，我们就急不可待地抛却那段经历。我们已经再次习惯了拥有无限可能的未来，不再整日忧心忡忡，又开始做爱，并能够开怀大笑了。我们几乎已经卸下了病态嘲讽的盔甲。

那是一个漫长的夜晚。我几乎没睡，不停地伸手去触摸理查德，把我的头紧靠在他的肩膀上，倾听他的呼吸。理查德比我现实，他服用了很大剂量的安定，睡得很沉。第二天早上，我们决定随遇而安。虽然不知道理查德还能活多久——得了这种肺癌的人存活时间大约是6个月，但我们一直很享受彼此的陪伴，所以决定不让死亡的阴影影响我们的享受。在急切地寻找一线希望之际，我们意识到，此时我们比以往有更多的时间互相陪伴。这确实是件好事。

无论如何，上午和下午就那么过去了。我在壁炉里生了一堆火，放上圣诞颂歌，并告诉理查德，我计划了一个浪漫之夜——音乐、红酒和炉火前的晚餐，无论发生什么，我永远对他有求必应。

理查德开始咳嗽，一种很深、很吓人的咳嗽。我慌了，马上作出了最坏的假设：我们拥有的时间会比想象的更少。我从来没有这样愤愤不平，心想：够了！上帝从来没有打开一扇窗。我的怨愤是不成熟的。理查德慌乱地指着壁炉，那里充满了黑烟。很快，客厅里、整个家到处都充满了黑烟，我们好像生活在《亚当斯一家》(*The Addams Family*)的噩梦中。看起来应该是有麻雀在我们的烟囱里筑了巢，它们被烤灼，我们被烟熏。

理查德和我踉踉跄跄地来到房屋的顶层，也顾不上圣诞颂歌和浪漫了。我对自己当时的慌乱感到闷闷不乐，为自己精心计划的浪漫之夜变成了一场可笑的烟雾逃生而感到绝望。我甚至连第一个晚上都搞不定，以后的几个月还不知道会发生什么。

理查德看出了我在想什么，他搂住我。

“谢谢你生的火。”他说。

空气中充满了静默。

他突然问道：“你知道烟雾会致癌吗？”

紧跟着是一阵可怕的沉默。然后，我看到了他脸上的笑意，我们都忍不住大笑起来。虽然即将面临的事情不可预知，也糟糕至极，但至少我们可以一起面对，而且我相信理查德的聪慧会对我们有所帮助。

理查德的预后情况成了我们关注的焦点。我尽量减少授课及学术任务，以便留在家中照顾他。我们取消了去达沃斯、伦敦和罗马的行程，但保留了几周后去洛杉矶的计划。在那里有我们的挚友和家人，我们可以读书，沿着海边散步，尽情放松。理查德还活着，我们没有去管死后的事情。

当然，这是一个悲伤的圣诞节，但有时我们却过得很开心，甚至比平时笑得更多，比平时更需要对方，以更温柔愉悦的方式来对待彼此。这是最后一个圣诞节的想法使一切都显得更加迷人可爱。生活奇妙地恢复了正常，这可能是对未来的一种弥补。在得知死亡临近时，我们去笑、去爱，不把任何事看成理所应当的。

圣诞节前的一周左右，我们在乔治敦和好友加洛夫妇[①]一起吃饭，他们在理查德接受化疗和骨髓移植的漫长时间里，都对我们充满关切。鲍勃是一位滤过性病原体学家，也是一位艾滋病研究者。在和理查德聊天时，他突然停下来，看着理查德说："太棒了，我真不敢相信你看起来好多了。"我的心咯噔一下。两天前霍普金斯的病理学家刚确诊了理查德的肺癌，我们还在想该怎么跟朋友和同事们说呢。

理查德将诊断结果告诉了他们。鲍勃看起来很受打击，好一会儿都没说话，这对鲍勃来说是不正常的。他和理查德的关系非常亲近。鲍勃是国家癌症研究所实验室的主任，他们都做了几十年的医生。不用说大家也都很清楚被确诊为不宜进行手术的肺癌意味着什么，尤其是在刚做过骨髓移植手术后的虚弱状态下。我能看出鲍勃完全明白了，也能看出理

① 即罗伯特·加洛（Robert C. Gallo）和玛丽·简（Mary Jane）。"罗伯特"简称为"鲍勃"。

查德也看到了鲍勃对病情的艰难领悟。

鲍勃打破了沉默。他让理查德一回家就把活检结果传真给他，并让他问那位病理学家要一份活检时用的活细胞。他会咨询其他科学家和肿瘤专家，看看哪些方法会有帮助。他的实验室最近合成了一种天然化合物，能够促进细胞死亡。他想也许这种化合物能被用来抑制癌细胞的增生。为此，他建议在通过基因改造后、已经没有免疫系统的老鼠身上植入理查德的肺癌细胞（后来这些老鼠被命名为“小理查德”，一段时间内，肿瘤细胞应该不断生长，然后死掉，但它们没有死）。鲍勃说，他会研究一下理查德的肺癌类型，并会与实验性疫苗和基因疗法方面的专家沟通，还会给国家癌症研究所、达纳–法伯癌症研究所、得州大学安德森癌症中心和斯隆–凯特林癌症中心的同事打电话。他会立即与霍普金斯医院理查德的肿瘤主治医师联系。

那天晚上，友谊、红酒，以及科学战胜理查德癌症的可能性——不可能的可能性，让我们有了足够的希望来面对未来。在朋友的鼓舞下，加上对科学的信念，我们没有屈服，陷入绝望；这只是体现朋友、同事和陌生人的友善与才能的无数事例中的一个。拯救理查德的过程发生在一个医疗科技还处于令人紧张、担心的时代。如同今天一样，希望与死亡的预测可以合理地并存；生或死的概率瞬息万变；科学只能暗示，而不能保证令人满意的结果。

我们的困难在于，要判断出合理的希望与不切实际的希望，要利用一切可能挽救理查德生命的新技术，同时还要意识到他随时可能死去的事实。我们不得不承受这一事实，应对这一事实成了我们的首要责任。我们不想做徒劳无益的努力——尝试每一种新的、未经证实的疗法，但也不想放弃任何能挽救或延长理查德生命的探索。

黑暗中的美好

每当回首圣诞节那段黑暗而精彩的日子时，我依然能想起我们对彼此的体贴与爱恋，依然能感受到朋友和同事带来的温暖与友善。恐惧仍会在不知不觉中袭来，让我们无所适从一阵子，但爱情、友谊以及时间有限的紧迫感通常能帮我们避免沉沦。理查德在我们的客厅里召开实验室会议，并像以往一样，工作到凌晨。我烤了一些圣诞饼干，用这些年来收集的装饰品忧伤地点缀着我们的圣诞树。我在树枝上挂满了姜饼做的雪花、玻璃做的糖棒，挂上了一根丑陋的陶土胡萝卜——这是我们在波多黎各的学术会议上得到的，还挂上了 6 个我们在伦敦时买的手工玻璃球。我唯一没有点缀上去的就是我的记忆。

像往年一样，理查德把天使安放到圣诞树的顶端，但今年，我不得不帮他一把，他太虚弱了，有些颤抖，我们都警觉地感知到了这一点，互相对视了一下，抱在了一起。当意识到他将不久于人世，不知道明天等待我们的将是什么时，我们变得比以往任何时候都更加亲密。

我们几乎每天都开车穿过石溪公园，那是一个很大、景色优美的公园，离我们家不到一个街区的距离。我们在公园里搜寻小鹿，每次总是理查德先看到。我们沿着小溪能开多远就开多远，还救过一只在林荫路上游荡的闭壳龟。我们还发现了一处景观，小路杂乱地交错在一起，以前从不知道还有这样的地方。公园的美景带给我们一种我们之前认为无足轻重的愉悦，对此馈赠我们心怀感恩。

有一天，我们回到曾居住过多年、位于乔治敦的老房子。我们把车停在房子外面，坐在车里感慨我们在前院修建的小池塘。这个小池塘的修建过程和后期的各种问题，让我们对彼此的差异有了更深入的理解；在争论中，我们的差异从来没有那么明显过。我们决定买一些睡莲，因此必须去一趟位于马里兰州的睡莲农场。对我们来说，这有一点点冒险，因为我们俩谁都不了解睡莲。为此，理查德不得不向销售员描述池塘的尺寸。

“我觉得一株睡莲就够了。”理查德说。

“我同意，”销售员说，“两株对你们来说有些多了。”

“她想至少买七八株。”理查德说，然后冲着我问道，“为什么我们不买三株呢？”

在回华盛顿的路上，我的腿上放着三株睡莲，聊着我们对睡莲是多么一无所知。一阵沉默后，理查德说：“你不会弄来太多金鱼吧？”

“当然不会，”我有点不高兴地答道，“我买的金鱼数量肯定对池塘来说是合理的。”我看着理查德，他正怀疑地看着我，然后大笑起来。

“没错，”他说，“我能想象得到。你把附近的动物都喂饱了。”

在金鱼方面，我把我认为在睡莲上的欠缺都弥补了。我们至少买了 100 条。两个夏天还没过完，睡莲就已经挤满了整个池塘，而且开始侵占满是石头的池边。金鱼也满了，尽管有时闪电会电死一些，但它们依然“鱼丁兴旺”。

一天傍晚，理查德拿着一条被吃掉一半的金鱼走进厨房，把它在我的眼前晃了晃。“恭喜，”他说，“我们在为浣熊提供露天大餐，它们吃完后还把朋友也叫来了，最后还给大马路也捎了一条。”金鱼继续生生不息，浣熊也继续到我们的池塘里来打鱼，从来没停过。很多年之后，我问理查德，他是否还记得我们的买睡莲之旅，以及池塘里多如牛毛的金鱼。他哈哈大笑，说：“我怎么可能忘掉？”

我想，直到我们坐在车里看着老房子前那个小小的池塘，看着大片大片的美丽雪花从天而降的时候，我才充分意识到那是多么令人感怀的欢乐；我们曾经那么幸运，轻易就拥有了如此多的欢乐。

那个圣诞节是安静而亲密的。我母亲和我们住在一起，我们喝咖啡，在圣诞树前拆礼物。壁炉已经成为理查德笑话我的一个把柄，现在它被清理干净，烧得正旺。理查德送给我一副从罗得岛州纽波特买的金耳环，附的便笺上写着：“幸运与不幸时都戴着它们。”在接下来的几个月以及随后的几年中，我正是这样做的。它们成为我的情绪与期望的风向标：不幸时，它们是我的护身符；幸运时，它们是希望或快乐的象征。我们和朋友们共进晚餐，开车在附近转，欣赏飘窗内点亮的圣诞树如何让黑暗的冬夜欢快起来。无论怎么看，这都是一个美好的圣诞节。

在品尝着威士忌、奶油甜脆饼以及恐惧的滋味中，我们迎来了新的一年。

无所亏欠

安宾德将理查德转托给戴维·埃廷格（David Ettinger），霍普金斯医院的肺癌专家。事实证明，他是一位非常好的医生，对我们在全国各地咨询医生和科学家的意见保持着开放的态度。在这些科学家和医生中，有两位是我们多年的朋友，他们是冷泉港实验室的吉姆·沃森[①]和马里兰大学病毒学研究院的院长鲍勃·加洛。吉姆联系了无数他那个领域的专家，追踪着还未发表的临床试验结果，邀请我参加冷泉港实验室关于实验性癌症疗法的会议，并把我介绍给了哈佛的朱达·福尔克曼（Judah Folkman），通过他的介绍，我们相信他的疗法能有效地延长理查德的生命。

① 即詹姆斯·沃森（Jim Watson），美国分子生物学家，DNA 之父。

鲍勃·加洛不仅与几十位肿瘤学家、基因治疗专家以及疫苗研究人员交流，而且还尝试在自己的实验室里杀灭理查德的肺癌细胞。他把我们介绍给了国家癌症研究所著名的癌症疫苗专家杰夫·施洛姆（Jeff Schlom），他和他的妻子凯瑟琳为我们提供了莫大的帮助，后来我们成了挚友。

冬去春来，2000 年的春天也即将过去，我们以一种平静的节奏生活着。上午和下午，我们通常在卧室对面的房间里度过，那里的采光最好，成了我们私密的、不受打扰的宁静港湾。理查德坐在我对面的椅子上，用笔记本工作着；我读书、写书或者做针绣，看着那本关于热情洋溢的书的手稿在慢慢增加。理查德在写学术论文，同时也是一本小书《癌症的故事》（*Cancer Tales*），其中记述了他患淋巴癌和肺癌的经历。晚上，我们和朋友们一起吃饭、看电影，有时我会看书，而理查德则埋头进行他的研究工作，经常直到凌晨。

与埃廷格在医院的会面通常会打破我们的宁静生活。我们一路忧心忡忡地开车前往，焦虑地等待着，然后即使不是忧心如焚，也是充满担忧地听着他给我们解释。我们在医院里度过了很多时间，当理查德验血和作扫描的时候，我就绣那有着一簇簇郁金香图案的挂毯；现在的我已不忍再看那个挂毯了。在做化疗的房间里，我们的时间会好过些：理查德会听《哈利·波特》书的磁带，我会看书或做针绣；我们拉着手聊天，有时也会和其他病人以及他们的家人聊天。

生活以它自己的方式慢慢展开。2001年的春天，理查德慢慢觉得身体越来越好，尽管扫描结果显示他的肺部肿瘤在一点点长大。显然，化疗没什么效果，我们四处搜寻还处于实验阶段的治疗方法。我们与乔治敦大学的疫苗专家交流，他说由于理查德刚做过骨髓移植，并不适合进行疫苗试验。不过，他说如果有必要，他会向国家癌症研究所申请体恤使用声明书。如果按照国家癌症研究所研究草案的规定，理查德很难参与到试验中，然而，他真的愿意签知情同意书吗？在我们看来，这应该是确定无疑的。理查德本人就是医生兼科学家，在国家健康研究所做过30年的临床研究，如今，他得了致命的疾病，如果他不愿意签，谁会愿意？

幸运的是，我们的朋友杰夫·施洛姆是国家癌症研究所肿瘤免疫实验室的主管，他帮助理查德完成了极度复杂的申请程序。同时，理查德和埃廷格咨询了朱达·福尔克曼，并决定尝试他的治疗方案——这个治疗方案的目的是减少肿瘤的供血。我们发现，有很多治疗方法正逐渐变得可行。理查德自我解嘲地说，他很乐意处于科学发展的最前沿，即使最后证明那是有害的。

理查德接受着标准的肺癌治疗，也接受了一些实验性的疗法。他比肺癌患者的预期存活时间多活了一年，这一年是科学的馈赠，也是很多人为挽救他的生命所做出的努力的结果。但他肺部的肿瘤依然在长大，没有规律性，有时几个星期或几个月都不长，但确实还在变大。

科学和医药并不是无所不能的，它们也存在不可逾越的界限。由于我们生活在不可思议的科技时代，理查德的生命才得以延长。但知识还是有其局限性，理查德依旧会死去。我们都很了解这种局限，在研究和治疗精神分裂症、抑郁症的过程中，我们目睹了这种局限，也能豁达地看待它，理查德更是如此。

在我们接受临床教育时，老师经常会引用约翰·霍普金斯医院第一位主任医师威廉·奥斯勒（William Osler）的话："在寻找绝对真理的过程中，我们面对的是不可实现的目标，但对于那些'不完整的部分'，我们必须知足。"我就是想达成那不可实现的目标，就是想让理查德活下来。我理解"不完整的部分"的含义，但我不甘心。

春天来了，我们会在一大早开车前往潮汐湖欣赏樱花，有时也会去罗斯福岛。大多时候，生活看上去一切正常，因为我们清楚它根本就不正常，这种表面上的正常甚至显得更加迷人。我们依然经常在石溪公园里开车游荡，通常会带着我们的巴吉度猎犬“南瓜”，一路上听着史蒂芬·福斯特（Stephen Foster）和保罗·罗伯逊（Paul Robeson）的歌。这些小小的、共享的爱好——公园、华盛顿的美景、福斯特和罗伯逊，给我们的生活带来了持续的快乐。

那年春天，在三个不同的场合中，理查德的同行们给予了他很大的尊重与荣誉，这成了理查德的快乐之源。尽管同事们这样做是因为他快死了，但理查德并不认为这是令人忧伤的。相反，他非常享受这些荣誉。第一个荣誉来自一次关于精神分裂症的学术会议，全国各地的退伍军人医院的精神科医生，称赞理查德是精神病学界、科学界以及医药界的杰出人物。理查德陶醉于这样的称赞中。

同行们认可理查德在认识大脑及精神分裂症方面，以及改善精神分裂症和其他精神疾病的治疗方面作出的开创性贡献，也认可他是一位宅心仁厚的好老师。在向理查德表示敬意的晚宴上，当时的国家心理健康研究所所长谈论着理查德在精神病学领域的突破性工作。接着，他大笑着说，理查德被《自然》杂志拒绝的优秀论文，在《科学》杂志上发表了。理查德热爱这些讨论与会谈，也热爱哥伦比亚大学的同人们给予的慷慨与热情。在那里，他是受聘教师，与很多医生、科学工作者都合作过。

国家健康研究所也对理查德表示了不同寻常的敬意：专门为他举办了一整天的学术座谈会，随后在海军俱乐部共进晚餐。许多全球最杰出的神经科学家都认为理查德对他们的研究工作产生了影响，并感叹于他的风度与坚韧不拔，称他是一位慷慨大度的导师，充满了科学的创造力。理查德被这些称赞深深地打动了，我认识他的这些年来，很少看到他哭，但在听到这些话语时，我看到他忍不住流下了眼泪。同侪的尊重是无价的，理查德以及所有人都知道这一点。

在《癌症的故事》中，理查德写到，正是同侪的认可支持着他熬过生病的日子，帮助他面对即将来临的死亡。他知道自己被大家爱戴，并清楚自己产生了一定的影响。他相信每个人都有义务回馈生活，特别是那些享有优势的人。如此多的他曾教导过或曾一起工作过的科学工作者给予的由衷感激与欣赏，使他相信自己无愧于生活，已经尽己所能地作出了回报。他几乎从不谈论或写作有关死亡的话题，但在广受称赞的那段日子里，他写下了如下的文字：

> 很多人每天都会想到死亡。你们可以说我肤浅，但我很少会关注自己的死亡。很久以前，我认为如果偿付了对生活的亏欠，便不会担心死亡。在成长的过

程中，我非常幸运——被给予了许多，也因此亏欠了许多。我曾经很健康，在美国出生并成长，受过良好的教育，有幸进入医学院，完成了医学训练。32 岁时我患上了霍奇金病，当时我认为自己已经做了足够多的好事，已经无所亏欠。当霍奇金病被成功治愈后，我的人生账户又入不敷出了，因此在接下来的几年里，我尽力去做好事。当然，有很多时候，我可能无意中伤害了他人或做了错事，但在我看来，我始终保持着人生账户的盈余，一直觉得自己无所亏欠。对于我来说，无所亏欠就意味着不必忧虑死亡。

理查德的死亡观与我的不同，在我眼里，死亡是不可想象的、令人恐惧的，但理查德为我展现了一种颇令人羡慕的死亡观。

NOTHING 04 WAS THE SAME
流星雨

在理查德去世前，我们意外地享有一段悠长的回光返照期——他比预期的多活了一年。在同行们纷纷表达了敬意和称赞后，理查德建议去加州度假。没有要做的演讲，没有要安排的日程，我们可以尽情放松，和家人、朋友在一起，享受我们所拥有的一切，暂时不去担忧即将来临的永别。这是一段完美的插曲：理查德还算健康，在位于洛杉矶帕利塞德的家中，他有时用笔记本工作，有时晒着太阳睡觉。上午，我会到海边的石崖上，眺望远处的太平洋，或看着石崖下的滚滚波涛。下午，我会坐在理查德旁边看书。

到处都是南加州的气息与色彩：香甜的茉莉花、刺鼻的桉树、带着钩子一样小刺的三角花藤，以及柑橘和灯笼海棠像纸一样薄薄的花瓣，还有一丛丛蓝色的木槿。理查德特别喜欢樟脑树，而我喜欢桉树。我们会开车在帕利塞德的街道上转，把车窗打开，吸着扑鼻而来的气息，感到无比开心。理查德说，早在几个世纪以前，人们就开始用樟脑来治疗躁狂症。他坚持把车停下来，收集一些樟脑树叶。“以备不时之需。”他笑着说。我告诉他，樟脑对我来说，比他装在医生包里的抗精神病注射剂更好接受，所以我收集了满满一包油光闪亮的叶子。我们把这些叶子放在篮子里以防躁狂的侵袭，理查德说，这不仅能防躁狂，也能让蛀虫敬而远之。

我们去看望朋友和家人，拜访加州大学洛杉矶分校的同侪。晚上，我们会沿着蜿蜒的街道开上家后面的小山，望着洛杉矶的华灯以及圣塔莫尼卡湾上方的月光。我们会在那里停留一会儿，感慨自己是多么幸运。

与理查德的这次旅行，让我与加州重归于好，这本是很久以前就应该实现的。洛杉矶曾一度让我恼火：我爱它，又否认它，试图摆脱它。我在洛杉矶长大成人，从某种意义上说，这是我的城市：在这里，我第一次懂得欲望和疯狂、第一次做爱、第一次恋爱。洛杉矶是我最初体验激情与失望的城市：在这里，我第一次精神失常；即使20年之后，我依然为当时说过的话、做过的事感到羞愧。但也是在这里，我第一次聆听到舒曼的钢琴曲、贝多芬的《庄严弥撒》（*Missa Solemnis*）；在一个夏日的傍晚，第一次看到月亮升起；第一次读到叶芝与洛威尔的诗，以及达尔文的作品。我对洛杉矶的感情是复杂的，很难用一两句话表达清楚。

我生活中大部分的恐惧、惊异都与南加州四季不分的奇怪气候纠缠在一起。华盛顿是我第一个也是最后一个家，而加州则是令我混乱与困惑的地方。只有大瑟尔（Big Sur）[①]对我来说是简单的，我毫无保留地爱着它，因为它充满野性，非常美丽，以一种独特的方式让我获得平静。在大瑟尔，即使我变得疯狂，那也是迷人的疯狂，我的思绪踏上了前往土星、土星环、月球以及更遥远星球的旅程，它们具有惊人的美丽。我沿着大瑟尔的海滩漫步，将所有的不安驱散，在那里，我独自一人享受着肆意。也是在那里，我找到了孤寂的美丽，并相信自己终究会回归。我始终与南加州保持着距离。

现在，理查德的重病使得我对加州的嫌隙看起来即使不是任性，也是对时间和精力的浪费。理查德快死了，这是我们最后一次加州之旅，其他任何事都不重要。在对绝望与疯狂的思虑上，我已经浪费了太多生命，不是加州想这样，而是我。罗伯特·弗罗斯特（Robert Frost）曾写道：与某地保

① 美国加利福尼亚州西部风景区，沿太平洋有160公里长的崎岖美丽海滨，从蒙特雷正南的卡梅尔向南延伸至圣西米恩的赫斯特堡。——译者注

持距离的人，如果能作出让步，他会发现，让步就是救赎。对我来说，这句话千真万确。当用一种更宽宏大量、更谨慎周到的眼光来看待西海岸时，我旧有的不满悄然消失了。

理查德不需要让步，他从不在生活中挑起不必要的争斗，这使他拥有一种我不具备的人格力量。我们喜爱在加州度过的那些时光，它将我们的生活包裹在6月的阳光里，包裹在加州奇特的气味以及超现实的色彩中。理查德以它的方式帮我弥补了成长过程中缺失的重要东西。

最后的夏天

一天下午，我和理查德坐在长椅上眺望大海，像蜥蜴一样享受着阳光，聊着一些琐碎而又亲密的小事。过了一会儿，理查德用平静的语气说："我们应该聊聊葬礼。"

我尽量使声音保持平稳，但那是不可能的。"哦，当然。"我说。

尽管我们沐浴在阳光下，一切都那么祥和，但理查德的建议并不出乎意料。早些时候，我们已经去见过克拉克·奥勒（Clarke Oler）主教了，当我还在洛杉矶生活时，他就是教区的首席神父。我们已经相识25年了，而且关系很亲近，理查德特别喜欢他。他主持过我们在圣奥尔本主教教堂举办的结婚仪式。我们向他咨询了在接下来的几个月必须准备的事情。根据理查德的要求，我们谈得很具体，谈到了葬礼上的音乐以及悼文。后来，在那个阳光明媚的日子，当我和理查德坐在长椅上眺望大海时，我们又继续了这个话题，谈论着葬礼上的颂歌、护柩者以及古代的葬礼仪式。无论多少阳光都无法带走进行这些讨论时我所感到的寒意。

我们就这样一直讨论着，谢天谢地，理查德终于说："就聊到这儿吧，咱们去买你的生日礼物。"他建议去圣维森特大道的一家商店，我们以前曾去过。他一进到店里就要求见珠宝设计师，他告诉设计师："她喜欢月亮石和海蓝宝石。"他灿烂地微笑着，用魅力打动了设计师，而我无可救药地再一次被他迷倒。随后他一直跟进为我定制的手镯的设计过程，他肯定事先已经设想过这个手镯——海蓝宝石和月亮石相间，中间用精致的金链连在一起。他希望海蓝宝石是椭圆的，而月亮石是圆形的。这将是一个独一无二的手镯。

几个星期后，手镯被寄到了华盛顿。它美得惊人，由一串变幻的灰色宝石和淡蓝色宝石构成。它就像一个喜怒无常，但魅力无穷的人。理查德试着把手镯给我戴上，但搭扣太光滑了，他的手抖得厉害，结果没能戴上。因此我们打算沿用理查德的传统，让它受洗。以前我们曾将新买的珠宝浸入过罗马的许愿池、鸡尾酒或北海中，这次理查德把它浸入了一小杯达尔维尼中，那是我们特别喜欢的一种麦芽威士忌。“为了我们，为了你，为了爱情。”他说，并给手镯施洗礼。后来我还是戴不上。如果没有他人的帮助，我始终无法独自戴上这个手镯。它是一个精巧的宝石串，因爱情而诞生，但戴上它并非易事，就像我们的生活。

我们的最后一个夏天非常美好。从洛杉矶回到华盛顿时，萤火虫已经像繁星一样点亮了花园的夜晚，天空被夏日的闪电照亮，让人联想起朱塞佩·威尔第（Giuseppe Verdi）的《安魂曲》（*Requiem*）中的《震怒之日》（*Dies Irae*）。理查德能吃些牛排、玉米和黄桃馅饼了，这给了我们一种幻觉，好像他还比较健康。夏日的傍晚，我们会和朋友们欢聚，说说笑笑，时间悄然而逝。对理查德和我来说，朋友就像夜晚的月亮和星星，我们永远都不会忘记他们。

我们的话题很跳跃，从同事的绯闻到科学界的丑闻，从干细胞研究到托马斯·阿奎那[①]。我们感叹宇宙的精妙，设想

① 托马斯·阿奎那（Thomas Aquinas）是中世纪经院哲学的哲学家和神学家，是自然神学最早的提倡者之一，也是托马斯哲学学派的创立者，而这成为天主教长期以来研究哲学的重要根据。——译者注

世界会以怎样的方式终结。伴着一杯杯美酒，我们从傍晚聊到深夜，把医生“要少喝酒”的告诫完全抛在了脑后。我们聊罗马、聊政治、聊家庭、聊各型各色的细菌，畅谈任何有思想的人都会希望政府具备的能力。这些充溢着友情的夜晚是无价的，大家对理查德的情况都心照不宣。这是一种强烈而温柔的友情，帮我们应对即将来临的死亡，减少了孤独与无助感。

在理查德患心脏病、淋巴瘤和肺癌的这些年里，我们的性格得到了很好的磨合。以前，我们之间的差异时不时会导致关系紧张，但现在，共同的本性超越了差异，让我们无比和谐融洽。我们的敏感与怪癖渐渐磨砺成一种更共通、更复杂、更交融的特征。我强烈的情绪和时而发作的愤怒随着时间、随着严峻的局势，在逐渐消退。理查德保守的风格也发生了改变，变得更热情、更外向、更细致入微。他对别人的感情越来越能产生共鸣，不再把自己的心完全封闭起来。以前他对我的爱欲更多是身体上的，但现在有了更深的眷恋。尽管只是不在他跟前一小会儿，但当我回到房间里时，他都会以一种以前不曾有过的方式拥住我，只是为了感知我的存在，享受我的陪伴。

后来，当没有力气洗澡的时候，他会用一种新的方式来体会他已不能感受的世界。当我洗完澡之后，他会闻我胳膊和脖子上的沐浴露气息，深深地吸入金银花、百叶蔷薇、菩提花浴盐或桉树的香气。他以前从来不会这样，反而会取笑我的那些瓶瓶罐罐。他曾对朋友们说，凯是香味控，为什么别人只需要 1 瓶，而她却需要 7 瓶？

理查德保留着他作为男人最基本的隐私，但开始更多地接触其他人。熟人和同事看到了他更温暖的一面，而这曾经只有我和少数亲近的朋友才了解。现在，当脆弱的理查德寻求我的抚慰时，我很高兴自己能带给他平静，自己是他可以信赖的人。很多年来，我一直需要他，依赖着他的爱以及他对事情的判断；通过他，我重新发现了真实自我之上的一些假象。现在，他从我这里获得了他曾给予我的支持，一切都是如此公平。

不减的工作热情

夏天静静地过去，理查德的健康状况还可以支撑他做科研、为病人看诊。我继续写书，在霍普金斯医院上班，照顾理查德。他右肺的肿瘤还在长大。

9月初，五角大楼和世贸中心受到了攻击。在第一架被劫持的飞机撞上世贸中心大楼40分钟前，我乘坐的飞机刚刚起飞，去参加在亚特兰大卡特中心召开的会议。在美国航空77号班机撞上五角大楼西侧20分钟后，我乘坐的飞机着陆了。当我抵达卡特中心时，特工处的车一路鸣着警报在街道上呼啸而过。

亚特兰大与华盛顿之间的电话线路中断了，当时已经过了我平时与理查德通电话的时间。最后，我们终于接通了电话，他描述着当时的可怕景象：成百上千的华盛顿人焦急地走在康涅狄格大道上，手里拎着公文包，打着手机，一脸的茫然无措。我感到很不安，因为当时的我离理查德、离华盛顿那么远，却又回不去。所有航班都停飞了；沿着东海岸行驶的公共汽车、火车也停滞不前；在亚特兰大机场关闭后的几个小时里，所有租车公司的汽车、卡车都被一抢而空。我唯一的希望是租到一辆豪华轿车，但即使如此，也要等到两天后。所以，我只好像得了强迫症似的一直看CNN的新闻，与理查德保持着联系。

在遭到袭击的那个晚上，我们和前总统卡特及其夫人一起共进晚餐，他们是平静、沉着和坚毅的，表达了他们从独特的视角所看到的美国力量——广袤的土地，具有创造性、坚韧性的人民。接下来的几周过得飞快，我们在当晚感受到的那种显而易见的爱国情绪中度过；此时此刻，爱国主义是很必要的，再多也不为过。

一路回家的旅程令人心里很不舒服，从佐治亚州到卡罗来纳州，到处都降了半旗。收音机里不停地播放着纽约和华盛顿在废墟中搜寻死难者的消息，描述着喷气战斗机如何掠过这两座城市的上空，受命应对国家的危难。而在我的脑海中，飞机撞向五角大楼的影像挥之不去。我的父亲，作为一名军官，多年前曾在那里就职。五角大楼曾是坚不可摧的，但现在，那里却有如此多的死难者。

在华盛顿，特工处的车在康涅狄格大道上疾驰，在石溪公园、国家动物园巡逻，给人一种不祥的感觉。在华盛顿纪念碑附近驻扎着高炮连，在国家机场，到处都能看到手持机枪的士兵。头顶上，时不时能听到 F-16 战斗机轰鸣而过。这是紧张的时刻，但也是体现善意的时刻。到了晚上，附近的餐馆挤满了互相给予安慰的华盛顿人。理查德和我几乎每晚都和朋友们在一起，甚至连陌生人之间都变得更加体贴了。这座城市是脆弱的，我们每个人都是。

“9 · 11”事件之后的几周里，理查德投入到医疗准备事务中。他把医疗器械，包括抗生素、抗病毒药物以及肾上腺素都集中在一起；给他自己和我分配了要阅读的资料：他读炭疽病和瘟疫，我读天花和肉毒杆菌。当我嘟囔着说，我想看瘟疫的资料时，他笑着说："这很公平，上个周末是你选的电影。"我们都对抗生素、抗病毒药物在精神疾病方面的并发症了如指掌，这对我们非常重要。

大家和各种机构在市政府的召集下，通力合作。理查德参与了国防部的一个大型研究项目，评估精神疾病早期干预措施的效果。他与五角大楼的同行合作，帮助起草应对大规模暴力事件造成的心理与精神创伤的指导原则。10月底，在一个美丽秋日的早晨，我们开车前往弗吉尼亚的艾尔利，参加由国防部、健康与人类服务部和司法部联合举办的会议，这个会议的目的是构建联邦政府对大规模恐怖袭击造成的精神创伤的应对措施。

我们怀着两种思虑参加了这个会议：一个是对理查德的癌症不断恶化的思虑；另一个思虑远不如这个紧迫，那就是担心华盛顿再次遭到攻击。当时，在做任何事情的时候，我们都会怀有这两种思虑。这是两种毫不相关的思虑，各自悄然地掠过。有时它们会相遇，比如我们在艾尔利的日子。乡间是那么可爱——田野里有一捆捆干草，脚下是黑色的核桃夹。我们坐在花园的长凳上，静静地聊天，好像理查德肺部的肿瘤没有在生长，好像我们参加的会议不是为了消除城市所遭遇的浩劫而引发的精神创伤。

会议期间，我倾听着理查德的见解，像以往任何一次一样，他的有理有据深深吸引着我。他认为，我们是适应力很强的物种：在丛林里、在上一个冰河期、在毁灭性的洪水中、在母亲的子宫里，我们都体现出了这种能力。现在我们依然能发挥这种坚韧的适应性。他和其他人用事实证明，政府不应该仓促启动一些听起来很好，但没有数据支持的项目。例如，科学证据有力地证明，类似心理疏泄（psychological debriefing）的干预方法，利弊几乎一样大。但有一个心理工作坊还是向发生自然灾害，比如飓风、地震或洪水的地区派送过心理疏泄员。“9·11”事件之后，这些心理疏泄员又齐齐聚集到了纽约，正如希腊的名医希波克拉底所说：我们首先要注意避免引起伤害。理查德还谈到了在精神病易感期防止自杀和精神失常的方法。

我坐在房间的后部，认真地听着。理查德快死了，但依然在自己力所能及的范围内帮助他人。我爱聆听他的话语，我爱他的思考方式，我爱他。那天夜里躺在床上，听到他不停地咳嗽，我难以入眠。这个世界将失去他，我不知道该做些什么。

理查德的咳嗽好好坏坏，我们的担忧也随之起起伏伏。从艾尔利回来后不久，理查德去霍普金斯医院进行每两个月一次的例行检查。每次检查之前，我们都会很担心。然而，这次与以往不同，他肺部的肿瘤没有明显的增长。埃廷格显然很吃惊，也很高兴，我们同样开心而惊讶。理查德一直在接受哈佛的朱达·福尔克曼开发的一种实验性疗法，这种疗法通过摄取多种药物来切断肿瘤的血液供应，每天还要注射两次干扰素，以加强他的免疫系统。理查德已经活过了这种癌症的大限，我们希望他能成为新出现的一类癌症病人——病情既不恶化，也没有改善，他们带着癌症存活。这种可能性，以及新的实验性药物和疫苗疗法的可能性，让我们拥有了足够的希望，来否认不时侵扰的咳嗽、肿瘤期刊上冰冷的数据，以及来自其他医生的令人气馁的结论。

没有你就没有我

秋末，理查德将他的兴趣和热情转向了即将出现的狮子座流星雨。从他还是个小孩子，继父第一次带他去芝加哥的阿德勒天文馆（Adler Planetarium）时起，他就爱上了星星和天空。继父鼓励他阅读与星星有关的书籍，这成为理查德克服阅读障碍的一个有力的促进因素。理查德童年时对天文的热爱一直持续到了现在。天文学家预测，2001 年 11 月的流星雨风暴将是 21 世纪天空中出现的最壮观的景象。在流星雨期间，观测者每小时能看到 10 颗流星，而在流星雨风暴出现时，有可能达到每小时 1 000 颗，甚至 10 000 颗或者更多。我们绝不应该错过这样的夜晚。

我们凌晨 4:30 起床，开车驶入石溪公园，那里已经挤满了汽车。华盛顿可能对人性已经感到了厌倦，但对美依然保持着开放。流星雨非常壮观：伴随着盘旋在头顶上的空中预警机发出的光亮，绚丽的绿色、白色、蓝色的光向各个方向迸发出去，划过天空。我想，这一切是多么完美，我们能够一起观看这惊人的自然美景，理查德能活着看到这一切。这是对理查德善行的回馈。

在观看的时候，理查德充满热情，但他谈论流星雨时的语气却异常轻柔。他说："这是多么美丽，多么短暂啊。"然后他说起那些在阿富汗的夜空下观看流星雨的年轻美国士兵们。他们有些人会看到狮子座流星群，有些人会看到即将要轰炸的目标，还有些人会看到炮弹爆炸。理查德好奇地想，本·拉登会看到什么？他是否也会对发光的尘粒和流星雨产生同样的敬畏？

我们在公园里坐了很久，看着落下的流星许愿，怀着一种甜蜜的放纵感亲吻。仰望星空常常会引起一种深切的恐慌，感到相对于宇宙，人是如此渺小。但那天晚上，我们没有这样的恐慌。大自然极尽其美丽，我们相守在一起。那一刻就像我们时间项链上的一颗小小珍珠，我不会用它去交换世界上的任何东西。

圣诞节是一段充溢着灯光、颂歌和朋友的时光。理查德觉得身体不错，但我知道，这会是我们在一起的最后一个圣诞节。尽管如此，或者说正因为如此，我们反倒比往年少了些忧虑。或许是觉得该来的就让它来吧，或许是我们已经将面对死亡时必然会有的可怕想法都想过一遍了。这毕竟是欢庆的时刻：装点圣诞树是一件愉快的事情，每一件饰物都会减少一些灰暗的情绪。

大多数傍晚，我们在炉火边度过。“凯，”理查德会故意逗我说，“你不想生一堆特殊的火吗？”我们和我母亲坐在一起，聊天、听圣诞颂歌、喝红酒、盯着火苗发呆，快快乐乐，恍若梦中。未来并不是不重要，只是暂时被放在了一边。理查德快死了，母亲的年纪越来越大，我们的狗鼻子变白了，走起路来也不灵活了，但我们享受当下所拥有的一切。虽然我们面临着岌岌可危的未来，但这是亲密团聚的季节，我们也是这样做的。

“悲伤吗？”有人问诗人道格拉斯·邓恩（Douglas Dunn）与妻子共度最后一天的感受。“是的，但也是美丽的。世界在此刻静止，时间到了尽头。”

像过去的每年一样，我们开车在附近转，看各家各户窗子里透出的圣诞树上的灯光。在圣诞夜，我们也像以往一样，观看《主教之妻》。理查德一边小口吃着梅子布丁，一边发表着他对为什么洛丽泰·扬（Loretta Young）会与加里·格兰特（Cary Grant）私奔，而不和大卫·尼文（David Niven）在一起的一贯见解。每一年，我都会说：“你更像加里·格兰特，而不是大卫·尼文。”我还会说：“如果你在那里面，加里·格兰特根本没机会。你是我见过的最帅的男人。”这是我的真心话。

那个圣诞节时，理查德瘦得吓人，他的容貌看起来与年龄相符了，而之前从来都显得很年轻。他的头发不再浓密乌黑。我俯身亲吻他，说：“你仍是我见过的最帅的男人。”

他看着我微笑，我看到他的眼睛里有泪水。

“真的？”他问。

“到目前为止，你是最帅的。”我说。

我们就这样过着日子。那年的一月中旬下了第一场雪，雪花轻柔地、厚厚地铺满公园，覆盖了我们的院子和小树。理查德睡得更多了，吃得更少了，但只要睡觉时我在他的旁边，我就觉得我们的小小世界是完好的。理查德在霍普金斯做了一次又一次的例行检查，他的左肺肿瘤有一点新的浸润[①],但埃廷格似乎没有对此表示担忧。虽然这在我看来不太好，但我不是肿瘤专家。埃廷格认为理查德的病情已经稳住了，建议保持现有的治疗方法。安宾德来到埃廷格的办公室看望我们，他很高兴理查德至少看起来还算健康。理查德说:“你看起来总是有些吃惊，因为我还活着。”安宾德笑了笑，没有否认。

情人节那天，理查德带我去附近的一家意大利餐馆用餐。那是一个严肃而悲伤的傍晚。我们唯一一次讨论了他死后，我会发生什么事情。显然，他对应该如何说这件事已经考虑了很多。他先告诉我，他有多么爱我，我给他带来了多少快乐。他说，他希望自己能对我说，即使他死了，也会在天上看护着我，但我知道他不相信这些东西。他相信的是爱情持

① 浸润是指恶性肿瘤细胞在质和量方面异常地分布于组织间隙的现象。浸润和转移均为恶性肿瘤的生长特性，它们共同导致恶性肿瘤的播散。浸润是转移的前奏，但并不等于一定发生转移，然而转移必定包含浸润的过程。——译者注

久的影响力。他说："你有好朋友、家人和同事，还有好医生和好工作，这些都很重要。你要学会照顾自己，按时吃药，睡足觉，没有人再在你身边提醒你了。"他就好像事先排练好了这段话，接下来就不知道该说些什么了。

"但没有你，我该怎么办？"我问他。

理查德绕过桌子，来到我身边，用胳膊搂住我说："我不知道，但你会没事的。"

自从三年前理查德被诊断为淋巴癌时起，我就没有在他面前哭过，但此时眼泪却无法控制，顺着我的脸颊滑落。理查德拿出他为我准备的情人节礼物，也许他认为这会让我好过些。第一份礼物是一个国家健康研究所的文件夹，正面有一个玻璃烧杯的图案，理查德用一些红色和粉色的心形图案把文件夹装饰了一下，显得有些滑稽可笑，不过我很喜欢。

在文件夹里，有两张纸，一张是《癌症的故事》手稿的献词页。上面写着：献给凯，没有你就没有我。非常直白，非常符合理查德的风格。另一张纸是理查德 15 年前写给我的一封信的复印件。当时我住在伦敦，正处于极度抑郁的状态中。一天晚上，他从华盛顿打来电话，对我的抑郁表示非常担忧。他想知道当我感到绝望，仿佛世界末日到了的时候，他能为我做些什么。他说，在临床上，他了解抑郁症，但他不了解我个人的抑郁情况，他被吓坏了。

我重新读着很久以前他写的信，感慨我们如何逐渐了解了彼此。我们是那么幸运，能拥有对方，当然，他的错误拼写依然让我发笑。“我喜欢你对‘flare’的拼法，比正确的拼法更好。”我抽噎地对他说。他看着那封信说：“嗯，它在我看来是正确的。”阅读障碍并没有动摇他对单词应该如何拼写的信心。

亲爱的凯：

在生活中，我曾见识过黑暗，但昨夜我听到了彻底的黑暗。12岁那年，我参观肯塔基的猛犸洞国家公园。导游说到洞里比彻底黑暗还要黑20倍，我当时不明白那是什么意思。至今，我仍无法从科学角度理解它，但如今我感觉到了它。那就像一个黑洞，将所有的光都吸走了。听着电话，我仿佛感到自己的生命在通过电话线被吸走。不幸的是，我们无法交流这个问题，我也不可能穿越到电话的另一端。好像所有物质和能量都湮没了，这种感觉让我想起自己童年最隐秘的梦魇。

与你在一起看来是唯一的解决办法。这样，我就能看着你，给你裹上毛毯，在床边备一杯水，如果有必要，还可以找来锂盐和甲状腺剂。所以，我需要了解一些指导原则，我需要知道什么时候应该担心。你所面临的最关键的问题是抑郁的长度还是深度，又或者是两者的结合？如果问你，你是否吃药了，我需要问得很具体吗？如果问你，你吃饭或喝水了吗，我需要问多少卡路里、多少杯吗？什么迹象能告诉我你犯病了？在洛杉矶，我可以打电话给丹·奥尔巴克，但在伦敦，我应该打电话给谁，安东尼·斯托尔（Anthony Storr），还是达林顿夫妇？

黑洞的存在令我忧心，但我也很高兴我看到了它。当爱上一颗星星的时候，你也要一并接受太阳耀斑（信中为“solar flairs”，应该为“solar flare”）和黑洞。

爱你，
理查德
1985年11月28日

就像这封信最后一段写的那样，他一直认为我是一颗感情强烈的星星。他拿出一个小盒子递给我，说：“为了你的太阳耀斑和黑洞，为了我们看到的流星雨。”盒子里是一枚金戒指，上面有16颗小星星。他把戒指在我的酒里浸了一下，戴在了我的手上，就在结婚戒指和罗马戒指的旁边。

“为星星干杯！”他说。

我提醒他，我曾在自己写的一本书[①]中引用了《唐璜》中的几句诗：“我远远赶不上那些使用水蒸气与玻璃而乘风破浪去发现星体的人，我还是希望能驾诗歌而凌云。”

“为你干杯！”我说，“为安全的航行干杯！”

现在回想起来，我送给理查德的情人节礼物绝对是乐观的礼物。我预定了 4 月初在大瑟尔度一周的假。我们不曾一起到过那里，这是我们一直想做的事情。现在去做虽然不太现实，但并不是不可能实现。旅程很长，但处在可控范围内。到了大瑟尔，我们就可以看书、沿着海岸线开车兜风、细细思考一些事情；我们可以尽情放松、尽情快活，再一次让时间停驻。虽然理查德表达了他对实际操作的担忧，但依旧兴致盎然。回到家，他坐在大瑟尔的地图旁边，我看得出他很开心。这次旅行是我们的一个目标，是希望与死亡的竞赛。

到了 4 月，我们知道去不了大瑟尔了，因为理查德病得很厉害。我告诉他，我要取消在加州大学的演讲以及大瑟尔之旅，但他强烈反对。“你已经很累了，”他说，“我们还要面对更艰难的时刻。”我争辩说，没有他，我哪儿也不想去，但他坚持让我去。

① 此书是指作者的《天才向左，疯子向右（上）：躁郁症与伟大的艺术巨匠》，该书中文简体字版已由湛庐文化策划、浙江人民出版社出版。——编者注

他说的对，我确实累坏了，无论是身体上还是精神上。三年来，我定期带他去霍普金斯接受检查；他住院时，我去探望他；有时一天两趟地奔波于华盛顿和巴尔的摩之间；我和他一起等待扫描和验血结果；看医生；到处咨询；按照处方准备药物；阅读有关他的疾病与治疗的资料；料理家务。我的工作落下了很多，多到让人绝望，我必须努力保持自己的心理承受力，还要让理查德以及朋友、同事们不要消沉。最让人精疲力竭的是，我很担心他的病情。

我们最终达成了一致。我会去加州大学做演讲，在那里停留一天，然后开车去大瑟尔，在那里停留两三天。我母亲说，我不在的这段时间，她会到华盛顿来，帮我照顾理查德。她也很同意理查德的想法，认为我确实需要休息几天。她说从电话里听起来我已疲惫不堪，这让她很担心。她像理查德一样，觉得大瑟尔之旅正是我需要的。怀着内疚与忐忑的心情，我离开了理查德，我害怕他的情况会变得更糟，担心可怕的事情很快就会发生。

理查德和妈妈是对的，我需要大瑟尔。站在海边，看着大瑟尔的海滩和高山，我内在破碎的部分得到了修复。即使这种修复只能支撑我挨过理查德的死，但它依然是至关重要的。大瑟尔让我恢复了一些元气，我转而将它们带给了理查德。

到达大瑟尔后不久，我去了菲佛海滩，在那里读了离开华盛顿之前，理查德给我的纸条。“我们很久以前就想一起来大瑟尔，但没有成行。”理查德用他孩子般歪七扭八的字写道：“虽然我们一起做了很多其他事情，但此生这个心愿都无法实现了。你是知道的，我不相信有来生。但在大瑟尔，你会感知到我与你同在。爱你，理查德。”

我在海滩上漫步、读书，在阳光下睡觉，睡了很久。仅仅这样过了一天，我就意识到自己真的累坏了。理查德和我每隔一小时左右就会通一次话，他说自己感觉好些了，这让我的自责有所减轻。我重新读了最喜欢的一本书《永恒之王》（*The Once and Future King*），亚瑟王面对灾难时所表现出的决心与乐观，深深震撼了我。通过读这本书，通过认识理查德，我现在更加理解了这种力量的珍贵。

天气非常好，这在大瑟尔并不常见。我吃着加州的朝鲜蓟、无花果、杏仁和核桃，放松自己，让阳光、微风、海洋与大树将我填满、充盈。我看着大海，眺望远山，从中汲取着力量。脑海中闪过一个念头，除了理查德，我不会和任何人一起来大瑟尔。

支离破碎的日子

当我回到华盛顿时，理查德的情况更糟了。在两周之内，他变得比以往更喘不上气了，而且体重掉了将近10斤。他得了急性肺炎，几乎吃不下东西，睡得更多了。我看着他的生命在一天天地消逝。在临近死亡时，我们变得难以想象的亲密。躺在床上，我们彼此紧靠在一起，能够感知到对方身上发生的任何事情。这是一种长久而私密的告别。

4月中旬时，埃廷格告诉我们，理查德的病进一步“发展”了。他说话的语气让我们看不到希望。鲍勃·加洛已经为理查德登记了乔治·华盛顿大学医院实验性药物的试用，并把他的医疗记录和扫描结果寄给了范德堡大学的基因治疗专家。理查德还登记参加秋季进行的国家健康研究所疫苗治疗实验，但看起来他活不到那个时候了。

理查德开始试用分子靶向抗肿瘤新药易瑞沙（Iressa），目的是检验这种药物对肺癌的有效性。虽然我们怀疑所谓的“已显示出很好的前景”，但也没有其他更多选择了。他的体力越来越差，在电脑前工作的时间越来越少，经常连从椅子上站起来和坐下去都很吃力。朋友们来得更加频繁，但待的时间也缩短了。

我们的傍晚是安静的，从那时开始，日子变得支离破碎。我们等待着，希望现实不像我们知道的那样。理查德经常睡着，而我躺在他旁边，无法入眠。我每天给他读几个小时的书，尽管他通常会睡着。朋友和同事们依然来去匆匆。4月底，我和理查德决定为挚友们举办一次家宴，感谢他们的友谊和不遗余力地挽救理查德的生命。这是我们最后的家宴，但它棒极了。我在桌上摆了很多高矮不一的蜡烛，还有从花园里采的杜鹃花。我们吃着木瓜、酸橙、糖姜、无花果和鲑鱼，喝着香槟，一切都熠熠生辉、美好动人，知心的朋友们令那个夜晚分外温暖。

第二天，我去石溪公墓为理查德和我自己选墓地。理查德病得太厉害，没法跟我一起去，但他了解这个公墓，因为我们去参观过几次圣·高登斯（Saint-Gaudens）为纪念克洛弗·亚当斯（Clover Adams）而雕刻的《亚当斯像》。那是4月的最后一天，树上开满了鲜花。我用手机打电话给理查德，描述着不同的墓地，问他喜欢哪个。我们最后选择了公墓旧址中的一个位置，靠近一棵古树，并能看到一个长着睡莲的池塘。理查德很高兴能长眠在睡莲池塘旁边，并笑着建议我去看他的时候，可以时不时地往池塘里放些金鱼。这是件令人神伤的差事。

除非万不得已，否则我一步也不离开家。只要不在理查德身边，我就会魂不守舍、焦虑不安。只有与他在一起时，我才能安心一些。5月初，鲍勃·加洛向埃廷格建议，让理查德尝试另一种药，那是他的实验室研制的，已经显示出抗癌的效果。理查德在服用易瑞沙的同时，又开始服用加洛的药，并接受着福尔克曼的实验性治疗。他一小口一小口地吃着新鲜乳酪和罐头桃子，依然保持着淡定与快乐。他没有抱怨，有体力的时候会写写科学论文，没有体力的时候会让我给他念书。

我必须去面对一些令人伤感的事情。有些是小事，比如去买带面纱的黑帽子，销售人员很体贴，她像我一样保持着沉默；有些则不然，比如安排葬礼事宜。一位热心的工作人员问我，我丈夫是否知道我在这里。我很奇怪他会这样问，回答道："当然知道。"

"你可能会觉得奇怪，但很多妻子不会告诉丈夫她们来这里。"他说。

我对理查德充满感激，这既不是第一次，也不会是最后一次。我感激他处理死亡问题的直率，敬佩他不拒绝接受无法避免的事情的态度。我选了一个朴素的桦木棺材，并向殡仪员解释说，理查德本想将尸体投入大海，但我想为自己保留他的身体，也为了让其他人可以祭奠他。我还告诉殡仪员，理查德是一位医生，也是一位科学工作者，他救过很多人，我非常爱他。我本不需要告诉一个陌生人那么多，但我后来发现，不只我一个人这样做。

在那个哀伤的5月，我和理查德继续讨论着从加州就开始讨论的葬礼计划，只是现在不是坐在阳光下的长椅上，并且深知时间已到了尽头。理查德倚在床头的靠枕上，我背倚着床尾坐在地毯上。我们商量哪些朋友可以作为护柩者，哪些可以作为引领员，由谁来写悼文，由谁来读悼文。在转入乔治敦基督教堂之前，我曾是拉菲特广场圣约翰教堂所辖教区的信徒，那里的教区长是我们的朋友约翰·哈珀（John Harper）。在理查德生病期间，他曾多次来看望理查德，还带来一些圣歌磁带，里面都是些在葬礼上最常使用的圣歌。理查德问是否能在葬礼上使用圣诞颂歌，神父认为这样不妥。理查德和我大笑起来，理查德根本不是信徒，但比我还喜欢圣诞颂歌。

理查德让我给他念《公祷书》（*The Book of Common Prayer*）中的葬礼仪式，问圣经中是否有关于医药或科学的段落，我说我也不知道。后来跟我的教区长斯图尔特·肯沃西（Stuart

Kenworthy）谈起此事，他建议从《路加福音》中选读一段。接着我们开始选圣歌。理查德毫不犹豫地选择了《奇异恩典》（*Amazing Grace*），然后又从哈珀给的磁带中选了两首。他问我最喜欢哪首，这样他可以加进一首我特别喜欢的圣歌。

我们躺在床上，听着我推荐的三首圣歌。即使在这种情况下，理查德仍不忘揶揄逗我，他说，他不会选《你真伟大》（*How Great Thou Art*）。对我最喜欢的《引路慈光》（*Lead, Kindly Light*），他既没有喜欢也没有不喜欢，所以也不会选这首。他要求再听一遍《永生神就是灵》（*Immortal, Invisible, God Only Wise*）。由于阅读障碍，他一生都搞不懂诗歌，因此他老实地说："我不知道歌词是什么意思，但我喜欢这个音乐。"最后他选择了这首我喜欢，而他自己搞不懂的圣歌。正如他所说，他不必搞懂。

我们没有将葬礼的所有程序都过一遍，只是从《公祷书》上选了一些内容来读；我们在洛杉矶举行的婚礼上也是用的这本《公祷书》。我们还按照葬礼的顺序播放了圣歌，《奇异恩典》选的是杰西·诺曼（Jessye Norman）演绎的版本，因为理查德喜欢。当《奇异恩典》播放完后，我看到理查德的脸上露出一丝微笑。"听起来真棒！"他说，"就是它了！"理查德很容易笑，我就没那么容易了。

时间一天天过去，理查德一点儿没见好。他睡得更多了，虽然已经用了氧气，但他仍会像离开大海的鱼一样，不停地喘息。两种实验性药物对他都不起作用，这让我感到一种冰冷的忧虑，挥之不去。我又来到以前去过的那家殡仪馆，上次为我提供咨询的殡仪员体贴而直接地向我保证："我们会照顾好您的丈夫。"他说他们曾为小奥利弗·温德尔·霍姆斯①、富兰克林·德拉诺·罗斯福（Franklin Delano Roosevelt）、瑟古德·马歇尔②和约翰·肯尼迪提供过殡仪服务。我告诉他，我丈夫会很高兴知道这些，特别是瑟古德·马歇尔也是他们提供的服务。我转身准备离开。

"再会。"他说。

我本想应答一句，但已伤心得不能自已。

那是2002年的6月，前院的洋地黄长得很高，金银花爬满了石墙。我采了满满一抱粉色和白色的芍药，把它们摆在卧室里。与理查德相伴的17年中，我从没在6月初就看到这么多的蝴蝶。我想抓住一只小小的白蝴蝶，让它与

① 小奥利弗·温德尔·霍姆斯（Oliver Wendell Holmes，1841—1935年），美国诗人老奥利弗·温德尔·霍姆斯之子，美国著名法学家，美国最高法院大法官。——译者注

② 瑟古德·马歇尔（Thurgood Marshall，1908—1993年），美国法学家及首位美国最高法院黑人大法官。——译者注

理查德做伴，但我抓不到它。而且，就像理查德说的，我不应该去抓那只蝴蝶，因为蝴蝶本该在花园里自由地飞翔。

他在说这话的时候，没有一丝的嫉妒或遗憾。

05 NOTHING WAS THE SAME
星光的欣喜

最后的日子，我们大多是在卧室对面的房间里度过的，我们一起看书或写作。理查德写了一篇曾答应为同事的书写的序言。他很疲惫，时不时就睡着了，但这种安宁、私密的生活很美好。我给他念前一天写的关于热情洋溢的书，这是从他得淋巴瘤时就养成的习惯。我在书中引用了罗伯特·路易斯·史蒂文森（Robert Louis Stevenson）①的一段话，于是理查德让我给他读史蒂文森关于青春与衰老的散文。

我给我们各准备了一杯茶，然后开始读。“我们可能会将自己鲁莽的岁月与雷厉风行的时光进行比较，”史蒂文森

① 罗伯特·路易斯·史蒂文森（1850—1894 年），苏格兰小说家、诗人与旅游作家，也是英国文学新浪漫主义的代表之一。——译者注

写道，“我们拥有的只是模糊的感觉与触觉，不再有鲜明的观点。我们被生活驱使着转来转去，看到各种各样的观点，直到只有傻瓜或无赖才能一直秉持他们的见解。我们看到生活中的一种情况，就说自己已经了解了，即使是最精妙的观点也只不过是一种印象。”

史蒂文森认为，无论一个人如何仔细地研究和探索，他的理解都是不完备的，只是一种印象而已。理查德对史蒂文森的这个主张很着迷，他对此似乎既感到振奋，又感到不安，并谈到他所研究的科学领域中，知识的偏颇、不完备以及不断改变的特点。对精神分裂症及大脑的了解在迅速增加，但无论我们知道了多少，真正了解的部分相对来说还是非常少的，而且很多已知的内容也会发生变化。最后，他遗憾地说，自己再也不能参与到未来的发现中去了。他永远无法了解导致精神分裂症的原因以及预防的方法。他现在不知道的科学知识，在20年后会成为司空见惯的常识。

他说的没错。科学发现既是恩惠，又是令人恼火的事情，因为很多发现会被新的发现取代。除了说对新知识的追求自有它的回报，而且会引出更新鲜的知识外，我没有更好的办法来慰藉理查德的遗憾。对于医学研究来说，回报来自减轻病患的痛苦和拯救生命。我提醒理查德，他是多么热爱科学工作和医生的工作，他极大地改善了精神分裂症和其他精神疾病患者的生活。他将自己的热情、好奇心、严谨的理性传递给了成百上千个他培养的年轻科学工作者。对于学生、同事，包括我在内，他都是一个严于律己、充满想象、绝不放弃的最好典范。

“也许吧。”他说。

他知道我说的是事实。同事和他教导过的学生都对他的学术成就与品格表达了敬意。虽然死亡的临近可能会让他们的表达有些夸张，但同侪的称赞显然是真诚的。

“也许吧。”他说。

他微笑着，心情变得好起来。

理查德不想死，但他不怕死。他不想终止对大脑的探究，但他知道自己曾满怀激情地投入过。他用自己杰出的头脑研究那些不幸者的大脑，并产生了一定的影响。他的死是不幸的，但幸运的是，他真正地活过。

弥留之际

那天夜里，我在理查德的臂弯里躺了很久，想着我们在一起的日子，想着他的种种。几个月来，我都很平静，满怀着理查德能活得更久的希望。当我早上醒来时，理查德正在大口喘息着。

我们马上开车前往乔治·华盛顿大学医院，医生检查后说，理查德双侧的肺都衰竭了。他说，这很可能是在短时间内发生的，如果幸运的话，可以通过插入胸管来减轻他呼吸的困难。医生给理查德做了手术。那天晚上我一直坐在他身边，他看起来没有好转，反而比以往任何时候都更糟。

探视时间已经过了，护士坚持让我离开病房。深深的不安感攫住了我，那时，我才理解了小动物被从将死的同伴身边带走时所感到的那种原始的悲痛。我已经在医院工作了近30年，知道这个规矩的必要性；规矩是需要遵守的，除了极个别的特殊情况。

当我准备离去的时候，理查德说："我爱你，亲爱的。"

"我也爱你，"我弯下腰与他吻别，"明天早上见。"近20年来，我们每天晚上都这样互道晚安，但这是最后一次。

第二天早上4点，重症监护室的医生给我打电话，说理查德的健康状况恶化，已经凶多吉少了。

“您最好尽快来医院，怀亚特夫人，”医生说，“他很可能坚持不下去了。”

我开车驶向医院，那简直是一场噩梦，冲进重症监护室的一路更是可怕。当我最后来到理查德的病房，看到他的那一刻，我知道，他快离开了。他已经失去了意识，身上插着各种管子，连着监控器和人工呼吸机。尽管处于无意识状态，但他也要与呼吸机抗争，因为早期的放疗损伤了他的食道。

理查德再也没有恢复意识。他的脸因为抗感染的点滴而肿胀起来，血压也一直很高。到进入重症监护室的第二天，他已经肿得面目全非了。医生们认为理查德活下来的希望几乎为零，他们说，即使理查德逃过了迅速蔓延的脓毒症，也很难想象以这样的肺部情况，他怎么能脱离呼吸机。我盯着监控器上的数字，它们忽高忽低，我的心情也跟着起起伏伏。

我的教区长斯图尔特·肯沃西来医院探望我们，很奇怪，跟他聊了一会儿之后，我感觉好多了。这是一种古老的、直达本源的慰藉方法。也许因为牧师从洗礼到死亡，看到了人的整个生命过程，因此他们比其他人对死亡有更深刻、更实际的观点。我发现自己很难承受理查德身体状况的变化，并告诉肯沃西，我怀疑自己永远也无法消除脑海中理查德那张肿胀的脸。其实，这是最不重要的问题，但它纠缠着我不放。肯沃西说，过段时间我就会放下的。他建议我把自己最喜欢的理查德的照片摆在房间各处，最终我会记住他曾经的样子。这是一个好建议，很实用，而且有效。

肯沃西走后，我拿起《公祷书》，查找死者葬礼的部分，然后开始朗读，开头是这样的："我是死者的复活和生命，耶和华说。"我心想：还不到时候，很快就会听到这些的。我随即把书合上，就像任何人在那种情况下会想到的一样，我想从过去的事情中寻求安慰，并为即将发生的不幸做准备。

站在理查德的床边，我翻查着祈祷书，为他最后一次大声诵读。那是我们在洛杉矶的婚礼上，牧师宣读的祈祷文："让彼此的爱将他们的心紧紧连在一起。让爱成为他们肩膀上的斗篷、头顶上的王冠。无论在工作还是友情中、在睡眠还是清醒时、在快乐还是悲伤时、在生还是死中，都保佑他们。"

当生命与我们同在，死亡遥远得不可想象时，这些祈祷文对我来说具有非常不同的意义。我已经听过爱、友情与快乐的祈祷，现在我听到了不同词汇的力量——悲伤与死亡，但我也听到了爱。

不久，主治医师来到病房，对我说：“怀亚特夫人，我们必须谈谈你丈夫希望如何处理临终事宜的问题。”他很直接、很职业，也很体贴。我们将理查德先前作出的详尽安排整理了一遍，各种细节非常明确，决定了在什么情况下撤掉维持生命的设备。我到医院附近的旅馆里睡了几个小时，担心睡眠缺乏会引发躁狂。我非常希望他能熬过今晚，这样当他离开时，我还能守在他身边。

他熬过来了。第二天早上，重症监护室的医生问我，在他们讨论理查德的状况时，我是否愿意在旁边一起听。我听了他们的讨论，很明显，理查德的死是不可避免的。他的心脏、肺、肾脏、肝脏都衰竭了，其他的脏器也在衰竭。他的瞳孔固定并扩大了，已无活下去的希望。我们又看了一遍他事先的指示，我决定停掉控制血压的药物，撤掉呼吸机。这是一个简单直白的决定，相对于前几天监控器上混乱的数字，它显得很扫兴。但事实是，他已经走了，只是在等待着我的认可。怀着冰冷入骨的恐惧，我承认理查德已经死了。

由于医疗的需要，重症监护室必须照明非常好，而且没有遮蔽，但护士们尽量让理查德的死保有隐私。她们的做法细心体贴，同时也是习惯性的。她们移开了塑料管和嗡嗡低鸣的机器，拉上了床边的窗帘，把灯调暗。他还有一口气，但维持不了多长时间。我不知道该对他说些什么，只是一遍又一遍地重复："谢谢你带给我的快乐。"

我对自己说，我想让我的丈夫回来。这成了我接下来几周的祷文——我想让我的丈夫回来。

我看着理查德的身体，它曾经在那么长的时间里承受了如此多病痛。拜书所赐，我想到了一个最高尚的形象，那就是《沃特希普荒原》（*Watership Down*）里性格豪爽、开通明达的兔子首领榛子。当榛子死的时候，它把自己的身体留在沟渠边，灵魂毫无疲惫地跑开，穿过树林，进入了极乐之地。榛子的公正与自信总让我想到理查德，它轻快地挥别生命的形象确实让我感到很安慰。

从这里开始，我真正了解到语言的宽慰作用。很快我就发现，在悲伤的时候，脑海里出现的形象并不都是令人宽慰的。思绪会向两个方向延伸，可能勾起令人烦恼或令人愉快的记忆，可能缓解悲痛，也可能增加不安。这些思绪是无法预测的。当然，我本应该知道这些，但无论还会想起什么，榛子的形象都是在我最需要安慰时的一份馈赠。

我把头放在理查德的肩膀上，痛哭起来。然后，我与他吻别，走进另一个房间，填写各种文本。

那天接下来的时间被各种实际事务填满了：解剖许可、安排葬礼、该通知谁、该做什么，我从未考虑过为什么要做这些。理查德离开的那个晚上，我的母亲和哥哥、理查德以及我的挚友一起坐在草地上，喝着薄荷朱利酒。那是一个6月初的美丽夏夜，尽管处在那种情况下，但我们依然度过了一段令人愉快的时光。大家彼此很亲密，回忆着往昔，欢笑着。我和理查德非常不同，所以闹出不少笑话。像以往一样，我的朋友杰里米要了一瓶香槟，建议为理查德干杯。我们举起酒杯，为理查德祝酒，为理查德和我，为我们这帮朋友，一一举杯。因为有朋友和家人的陪伴，我和理查德的最后一年不仅变得可以承受，而且出乎意料的美好。他们在接下来的几个月里也继续这样做着，使我能够承受失去理查德的痛。

我的一位同事和他的妻子，也是理查德和我的好朋友，从巴尔的摩驱车过来参加那天的晚餐。他们不仅带来了体贴与关怀，分享着记忆，还给我带来了安眠药。在我可能失眠的时候，安眠药可以帮我避免陷入躁狂。在那种情况下，我不太可能给医生打电话，并在药房外等待。我的同事帮我解决了这个问题，按照处方准备好了安眠药。这虽然只是小小的善意之举，但非常重要。我的很多朋友和同事不仅是精神科医生，也是情感障碍方面的专家，我因此受益良多。让我尤其受益的还有他们的同情心。在接下来的几个月中，他们经常给我打电话，看我是否有充足的睡眠，是否远离了躁狂和抑郁。

有太多的事情需要去做。殡仪馆打电话给我，让我带几件理查德的衣服过去。我很害怕做这件事，但又不得不做。我挑了一件我在伦敦给他买的衬衫，配我们结婚那天他系的领带和灰色宽松长裤。我不知道为什么会选这些很正式、不舒服的衣服，但好像一般人都是这样做的。这是一个可怕的、无谓的过程，我一直在哭。几天后，当理查德的尸体被送到殡仪馆时，我必须去进行正式的确认。他变得让我几乎认不出来了。我又签署了一份死亡文件，要求他们把棺材合起来，不允许其他人看理查德的尸体。

葬 礼

葬礼在乔治敦的圣约翰教堂举行，离我的教区教堂有几个街区的距离，那个教堂正在维修。圣约翰教堂装点一新，服务完备。独唱者把《奇异恩典》唱得精彩绝伦，我猜想理查德是否在认真地聆听这些歌词。我认为自己很了解这首圣歌，但只有在那天下午，唱给长眠的理查德的时候，我才听出了“危险”和“慈悲”的真正含义，上帝的慈悲将引领理查德回家。我想理查德不会认为自己是“慈悲”的，但我认为他至少是某种类型的慈悲。当然，理查德也不会从圣歌的意义上来理解“回家”，尽管如此，这仍是一种善意的演绎，为理查德作出的演绎。

鲍勃·加洛和吉姆·沃森致了悼词，表明理查德是一位科学家、一位医生，也是一个善良的人。让我高兴的是，鲍勃提到了不久前的一个晚上，我们几个人一起吃饭时，理查德突然在所有人面前对我说：“我爱你，你是那么漂亮。”在悼词中，鲍勃接着说，理查德是一个非常浪漫的人。

我哥哥慢慢走近教堂的讲坛。我看到他的眼睛扫过理查德的棺木，然后用手指拨弄领带，这是他集中思路时常会做的动作。他挺直后背，把讲稿放在读经台上，开始读悼词。他代表我们全家表达了对理查德的前妻和孩子们的慰问，并对理查德的医生和同事们表示感谢。然后，他说起葬礼上用的那张照片，那是我和理查德在谢南多厄河谷结婚时照的。他说，据他和母亲对理查德的观察，他们认为理查德不像我，“他感动的方式一般会是安静而含蓄的”，但那天他简直是跑着上了温彻斯特郡县法院的楼梯，哥哥正在楼梯顶端的平台上等着，看到他一脸的欣喜和渴望。我哥哥说："那是一个不可思议的时刻，充满魔力的一天。"

那的确是充满魔力的一天。我和理查德曾多次在谢南多厄河谷度周末，浪漫的回忆，以及由橡树、桦树、苹果树和山胡桃树构成的美景，吸引我们去那里结婚。当我还是个孩子的时候，我曾在夏日的山谷里欢快地骑马，带着马到河里游泳。谢南多厄河谷离华盛顿不远，理查德总是坚持在来回的路上播放保罗·罗伯逊唱的《情人渡》（*Shenandoah*）。我们真的一遍遍地放这首歌。谢南多厄河谷真是结婚的好地方，那是完美的一天。当仪式结束后，我们和母亲、哥哥在乔治敦喝着香槟，吃了一顿宁静的晚餐，然后开车返回华盛顿，满心欢喜。

那天晚上，理查德和我第一次以夫妻身份做了爱。事后，他温柔地对我说："晚安，怀亚特太太。"

陶醉在性爱的欢愉与新婚的幸福中，我马上就要进入梦乡，心里想着：这个称呼真是陌生又美好，太不可思议了。

"晚安，怀亚特先生。"我喃喃地答道。

安静了一会儿，我感到理查德的身体因为笑而在颤抖。

“你可以叫我理查德。”他说。

在幸福的痴笑和深深的爱恋中，我进入了梦乡。我们知道生命是有限的，但那天晚上却相信时间会对我们非常慷慨，就像爱情那样。

在理查德的葬礼上微笑是多么奇怪。他死了，我只能对自己微笑，这是悲痛使然。欢笑与绝望比邻，麻木与敏锐相近，记忆与遗忘相依。我不得不习惯它们，但当时我不知道这一点。坐在理查德的棺木旁边，我所清楚的只有那段曾带来欢乐的记忆，现在却令人悲痛欲绝。

我的思绪转回到葬礼，开始诵读我为理查德选的诗。那是苏格兰诗人约瑟夫·麦克劳德（Joseph Macleod）写的《爱情之歌》（*Love Song*）：

你的抚摸会让我们明智，
你的安静令这成为事实；
欢乐是星光，
照亮我们所做的一切。

我想为理查德要来星星和宁静，我想为我们要来欢乐。

我随着理查德的棺木一起来到石溪公墓，天上下着倾盆大雨，一路上我感到既孤独又陌生。墓地的接待人员已经走了，天气这么糟糕，下葬仪式在一个小小的教区教堂举行。古老的话语总能给人以慰藉："尘归尘，土归土，让往生者安宁，让在世者重获解脱。"我把黄色的郁金香放在理查德的棺木上，隔着桦木亲吻他。理查德不在我身边，他也没有离开。我出了教堂，走进滂沱大雨中。

第二天早上，天气恢复了大雨前的晴朗。那是一个洒满阳光的上午，理查德在那天下葬。墓穴很深，这明显在提醒我，我的棺木会与理查德的保持一定距离。我低头看着理查德的棺木，努力想用什么方式来告别，但我的脑中一片混乱，根本没法思考。除了"我爱你"之外，我不知道该说什么道别的话。相反，思绪陷入一堆可怕的问题和恐怖景象中。

理查德在失去意识之前，最后想到的是什么？当医生们给他连上呼吸机和监控器，给他注射，将管子插入他的喉咙时，理查德有什么感觉？会害怕吗？会疼吗？他是否还有机会思考其他的事情？会去期望什么吗？在知道他病得这么厉害的时候，我为什么没有留下来陪他？为什么我要遵从愚蠢的规矩，按照护士要求的去做?

我不知道如何能把思绪停下来，只能任由各种想法和影像在脑海中闪现。我再一次翻查《公祷书》，找到了在结婚仪式上我们用过的另一段祈祷文。那曾是多么美好的一天，充溢着幸福的一刻。

“在共同的生活中，给予他们所需的智慧与挚爱。”牧师对我们说，“他们是彼此在困境中的力量，在迷惑中的指引，在悲伤中的慰藉，在欢乐中的陪伴。”

我将失去迷惑中的指引，欢乐中的陪伴，我将失去他带给我们的共同生活。

NOTHING WAS THE SAME 第三部分 失去

圣诞柴火带着冰霜在熊熊燃烧，

没有风掠过，大地睡了。

万物忧郁地睡着，

静静地感到有什么正在失去。

——阿尔弗雷德·丁尼生

（Alfred, Lord Tennyson）

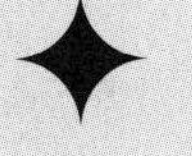

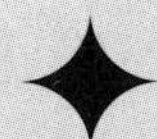

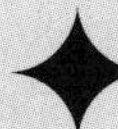

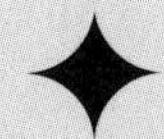

NOTHING 06 WAS THE SAME

野花与花岗岩

在理查德逝去后的几周里，我过得乱七八糟，闯入脑海的记忆也变幻莫测。我搞不明白自己是怎么想的，很快也不再继续尝试去搞明白了。震惊感暂时保护着我，但这种保护是不可靠的。我之所以知道那肯定是震惊，是因为我是被动地完成了那些需要我做的事情；而之所以是不可靠的，是因为记忆总在我最不希望它出现的时刻出现，让我面对可怕的现实：理查德死了，我再也见不到他了。可能有很多规则决定了哪些记忆会进入脑海，什么时候会出现，但我从来分辨不出这些规则。逻辑来自置身事外，而不来自深陷其中。

理查德死后，有些实际的问题需要处理，很多惯例需要遵循。我不得不从一件事开始着手，然后不可避免地会跟着一堆事。我开始整理理查德的东西。以前这是我们的一个雷区，但现在却是对我有意义的事。我要整理他的书桌、他的书和衣服、他的论文和财务文件，以及效果不够好的药物。

显然应该从书桌开始。我很快便发现他有太多的事情要继续，在开始整理后不久就停手了。桌上有一个玻璃碗，碗里放着一串钥匙，有我们家的钥匙、他办公室的钥匙、圣伊丽莎白医院和国家健康研究所病房的钥匙，还有实验室的钥匙和车钥匙。大多数钥匙上贴着标签，但现在谁还在乎这些标签？他的钱包也放在书桌上，无论是把它拿起来，还是放在那里不动，对我来说都是很难做到的。在钱包里，有一张我留着长发的照片，照片中的我快乐地笑着，那是一种我再也不可能拥有的笑容。钱包里还有信用卡、驾照，以及一个对普通人来说不寻常的东西——行医许可证。证上写着，理查德在哥伦比亚特区经过合法注册，允许实践医术。我不知道理查德是否被“医术”二字吸引，也无法问他。

我不安地从一个房间走到另一个房间，最后又来到他的书房。我怔怔地盯着他的书看了很久，取下来几本，完全不能有条理地整理它们。安娜·弗洛伊德的《自我及其防卫机制》（*The Ego and the Mechanism of Defense*）映入我的眼帘：它一直在这里吗？为什么会在理查德的书架上？他可是死硬的精神病药理学家和生物精神病学医师。我翻看封面，里面有一张藏书票，写着：理查德·怀亚特医学博士珍藏。看来这是真的，理查德保存了一本安娜·弗洛伊德的书，这太奇怪了。页边空白处没有笔记，也没有任何词句下面画着线，这让我更觉得奇怪了。而在《分子生物学基本实验方法》（*Basic Methods in Molecular Biology*）和《中脑边缘皮质多巴胺系统》（*The Mesocorticolimbic Dopamine System*）两本书的空白处，则布满了理查德歪歪扭扭的字迹。我感觉好了些，这才是我所认识的理查德。整理完他写的或与人合著的书后，我暂时不再动他的书架，我还没准备好在很短的时间内去感受理查德的那么多面。随着理查德的离开，有一件事开始变得很清楚，那就是工作、书籍和观点不会再像以前那样有趣。我再也不能穿过门厅，去问理查德关于科学或医药的问题，再也不能诱惑他上床。他永远消失了。

当然，家里到处都有理查德的影子。他的文件柜很多，里面的东西给我带来一些快乐，同时也令我心碎。有 5 个满满的抽屉，里面装的都是这些年来我写给他的信、卡片和其他零七八碎的东西。我没想到他一直保存着，我被深深地打动了，也为他深知我有多么爱他而感到宽慰。我从来没问过他是否知道我有多爱他，而现在他不在了，再也不能平复我那些突然而至的不确定感。我是否经常让他感觉到他对我非常非常重要？一切都太晚了。

在另一个抽屉里，我找到了理查德记录的有关我的病情的笔记：情绪图表；用药情况；和锂盐相关的研究论文，并在页边写着注释和疑问；以及几页与躁狂有关的书的复印件。非常详细，让人觉得踏实。现在谁还会来做这些？谁又能像他那样关切、那样有见地？在一个标着“自杀”的文件夹里，理查德放了一封我写给他的信，信中有一段文字被用红色的括号括了起来：

> 星期四是我几乎自杀成功的周年纪念日。我不明白为什么这一天对我来说非常重要，但它永远与我的祈祷、失败、死里逃生紧密联系在一起。我会倒一杯酒，为自己干杯，为生命干杯。无论怎么说，这段记忆都是可怕的，此刻我希望自己能被紧紧地抱住。你让这一切变得不再那么糟糕，让我不再那么孤独。

我坐下来，重新读这封信。

我们在一起的这些年里，理查德从来没有忘记过这个黑暗的纪念日。每年的这一天，我都会为生命祝酒。后来，我发现理查德会在他的预约本上，将那一天标注为“凯”。随着他的离去，太多的事情就此终结。

在其他抽屉里，我找到了理查德这些年来写给我的信的复印件。刚读了一两封，我就悲伤地读不下去了。我把它们放进一个箱子，想在几个月后，等我的情绪平稳一些时再打开。而整整 5 年，我都没有打开那个箱子。在我读到的第一封信里，理查德告诉我，他为什么爱我。他写道：

> 你的笑容照亮了整个房间，但吸引我的是笑容的背后。那里有自信，但没有傲慢；那里有脆弱，但没有软弱；那里有自我保护，但不失善良。你带着幽默去领悟，带着欣赏去感知，带着判断去理解。你根据判断来做事，但让直觉当你的向导。

这就是理查德眼中的我吗？一定是这样，因为信是写给我的，签着他的名字。我已经忘记了这封信，很高兴现在能拥有它。还会有男人这样爱我吗？没有他，我该怎么办？我想让我的丈夫回来。

那天夜里，我做了一个梦，梦见我在等理查德吃晚餐，看见他穿过房间走进来。我从桌边站起来，迎向他，满心的欢喜与快慰，但还有一丝犹疑，便问："你不是死了吗？"

他很轻柔地说："是的。"

我哭着醒来，身边空无一人。

怀 念

我本应该想到，理查德，这个在床罩下面寻找复活节彩蛋的发明者，无数浪漫活动的创造者，会给我留下些什么来帮我挺过悲痛。第二天整理他的遗物时，我在他的电脑下面找到了一封手写的信，依然是他那种向下倾斜的歪歪扭扭的字体。在信中他写道，我们能够认识彼此是多么幸运的一件事，他从我那里学会了如何去爱。接着他又写，也许我此时已经从绝望与慌乱中解脱出来了一些。他非常感激生命给予我们的额外时间。在他患病前，他一直认为他爱我胜过我爱他。并不是说我不爱他，而是因为爱对他来说是新鲜事物，而对我来说不是。“然而，在过去几年里，”他在信的结尾写道，“在你为我做的每一件事情里，我都看到了你的爱。我比你所能知道的更爱你。”

我手里拿着这张纸条，坐在他的书房里，努力去回想我为他做了什么其他人不会做的事情。我想不出任何事情。也许是因为他的陪伴，我毫不掩饰地表达着自己的快乐，总是充满着热情和欢笑。爱情永远在那里，不需要付出任何努力来维系，就像星星按照它的轨道在运行。

在他放药品的大箱子里，我找到了另外两个信封。信封里装着现金和说明。第一个信封里的钱是用来还信用卡的，他用信用卡为我买了生日礼物。那是一对海蓝色的宝石耳环，用来配前年他在加州为我设计的项链。耳环在他去世几天后寄到了我们家，那段日子我好害怕过生日。

在第二个信封里，理查德放了足够买一只短腿小猎犬的钱，他想让我在已经14岁高龄的南瓜死后，再买一只。他一直觉得我需要再养一只狗，因为南瓜太老了；他还担心我会因为南瓜的死而过于伤心。我坚持认为，南瓜已经习惯了作为家中唯一的狗，它会很难适应其他动物的闯入。

当然，在理查德死后的几个星期中，南瓜也需要有人来安慰。很多天来，它连着几天拖着身体在各个房间里转，在理查德原来看书的椅子旁睡觉。而我几乎不能去看理查德的椅子，总会想起他坐在椅子上读书或打字的情形，还会忆起那些阳光洒满房间、我为他念书的下午。几天之后，我终于想到自己要去坐坐他的椅子，以帮助南瓜适应理查德的缺失。我意识到，如果是理查德，他可能只用几分钟就能想到该怎么办，而不像我，需要好几天。

南瓜特别迷恋理查德，理查德总是对我们的朋友说，毕竟它是一只母狗。雌性总会被他吸引，理查德喜欢用南瓜名字的由来作为例证。南瓜来到我们家时只有10周大，一开始，它和理查德之间是有些抵触的。一开始理查德并不想养狗，而且坚决不许它和我们一起在卧室睡觉。

“它竟然跳到了我的长沙发上，这实在太过分了，”他曾开玩笑地说，“但我若是付钱，让它跑到另一个精神科医生的沙发上接受治疗，我会被人骂的。它肯定是因为看到了我们在卧室里做的事，所以产生了精神创伤。”理查德口中的精神分析总是令人尴尬，而且都是他在哈佛实习时的残留记忆。与其他事情相比，他最不可能改变自己对精神分析的看法。

事实上，一段时间后，理查德对南瓜变得很友善了。那时，它还是一只小狗，爪子上还有粉红色的肉垫，耳朵很长，甚至会把自己绊倒。理查德给它起了个外号，叫“小恶魔”，直到临死前，他都一直这样叫它。其实，南瓜特别害羞，是最温顺的短腿猎犬，它跟攻击性挂不上一丁点儿关系，理查德却坚持叫它“小恶魔”。有一天，他建议我们检验一下各自给它起的名字，看看谁的能胜出。他说，检验的方法必须客观、科学。他坐在客厅的一端，我坐在另一端，然后把南瓜放在我们俩中间。

“你叫它。”他说。

“过来，南瓜。”我对它喊着。南瓜坐在那里，脑袋立起来，听着我的声音。对于短腿猎犬来说，别想着让它们做什么它们就会做什么。南瓜期待地坐着，只是动了动尾巴。

理查德笑了。

“来这儿，小恶魔，”他诱惑着南瓜，“到理查德这儿来。”

它径直向理查德啪嗒啪嗒地走了过去。

“科学已有定论，我就不说什么了。”理查德说。

在婚礼那天晚上，我让理查德坐在客厅里，准备向他展示我送给他的第一份结婚礼物。我想要让南瓜表演一个节目，回击理查德对它的“抱怨”。不像我们在公园里遇到的其他狗一样，南瓜不会玩任何把戏，但这主要是因为我认为教它把戏没什么意义。

理查德曾说过，南瓜学不会任何把戏，我也教不会它。我想如果我教会了它，理查德就不会这样说了。在婚礼前的几天，我和南瓜一丝不苟地练习着。当理查德和我从谢南多厄河谷回来后，我把南瓜抱到客厅里，它的脖子上系着白色蝴蝶结，我在它的鼻子前摇晃狗饼干。

“说话。”我说，它马上叫了起来。我们看着理查德，等着他的认可。沉默了一会儿后，理查德笑了起来。

“真了不起，”他说，“不乱叫的狗狗才是好狗狗，你现在教会了它乱叫。”

结果，因为我忘了给南瓜吃它应得的狗饼干，它开始发疯似的不停地大叫。这让理查德更得意了。

“真聪明，小恶魔，”理查德大笑着说道，“睡觉去吧。”南瓜上了它的床，我们上了我们的床。

现在，我坐在我的阅读椅上，面对着南瓜，它正在理查德的椅子上睡觉。我意识到，不是没有理查德我就无法生活下去，而是没有理查德，我不知道自己为什么还要继续生活。生活必须基于信念。

在理查德葬礼之后的几周里，我试图去读收到的好几百封慰问信，但却发现一次不能看超过两封信。他的朋友和同事们都写得太好了，他们都对理查德有敏锐的观察，对他充满了赞扬，有时会让我感觉他又活了，但这对我既是帮助也是伤害。他们认为理查德的性格特点是感情内敛、谦逊低调、温和儒雅、富有魅力，这些也正是我对理查德的认识，也是我最怀念他的地方。许多人提到了他的智慧，以及他对层级比他低的同事的慷慨与宽容。几位欧洲的科学工作者使用了“有教养、通情达理”这样的词，这会是理查德非常喜欢的评价。一位同侪写道，找到治疗精神分裂症的方法就是对理查德最好的告慰。

真希望理查德能读到这些信，能知道大家对他的品质有这么高、这么一致的评价，知道他的思维与做事方式以及面对死亡的方式赢得了如此多的尊敬。“很多人会只想着自己正遭受的痛苦，这无可厚非，”理查德的一位朋友兼同事写道，“但他的思绪仍会漫游在宇宙间，搜寻并观察那些罕见而有趣的事物。”

很多人充满善意地认为，我给理查德带来了巨大的快乐，这让我由衷地感到欣慰。英国哲学家乔纳森·格洛弗（Jonathan Glover）写道：“如果我了解足够多的化学知识，我就会知道由两种非常不同的化学物质——你和他，形成的化合物的名字。”我很喜欢这个比喻，思忖着什么化学物质符合他的特点。我的思绪杂乱迟钝，除了锂和铷什么也想不出来。锂和铷是我写书探讨过的元素，在很多化学性质方面都是相反的，但它们不能以我希望的方式发生反应。我在想，如果是理查德，他一定很快就能想出合适的化学物质，而且一定很巧妙。但是理查德不在了。

无法安慰

理查德死了。作为化学爱好者和天文爱好者，理查德应该会喜欢诗人罗伯特·克劳福德（Robert Crawford）的诗句："所有组成我们身体的化学物质，最初都来自遥远、荒蛮的星球。"我现在依然拥有着已经去到遥远地方的理查德。虽然这是一种原始的安慰，但也是安慰。

绝大多数慰问信是追忆理查德的，并没有提供如何应对他的离去的建议。这也不奇怪，因为没有人能提出有意义的建议。死亡超越了所有事情。曾经教过理查德的两位教授结婚了，他们在来信中写到的话无疑是事实，而且随着时间的推移，真实性越发明显。他们这样写道："我们知道，爱会使一切都变得不同，送上我们的爱。"

我最认可的建议来自我的一位诗人朋友，他谈到建议是徒劳无益的。"在应对类似的突发事件时，我会拼命工作、喝酒，让自己处于恍恍惚惚、绝望凄凉的状态。可我不敢说这是最好的解脱方法，我知道这话根本站不住脚。其实，说些跟别人不一样的话，只是在为自己给不出有价值的建议找个借口。我会想着你，希望你一切都好。"我一点都不好，但知道他想着我，知道他明白语言和建议的局限性，对我也是有帮助的。

我经常去理查德的墓地。在他下葬后的第二天，我从花园里采了一些卷丹，放在了墓穴的红褐色土地上。我也给他带过白色和杏色的金银花、八仙花和矮牵牛花，它们不仅让光秃秃的土堆显得漂亮了，而且让那儿更有家的感觉。附近池塘里的睡莲长得很高，开着黄色的花。我仔细地看过，那里没有金鱼。我想，理查德想到金鱼一定会笑的。

在接下来的几个星期里，墓地上的土渐渐变实了，我也渐渐以固定的方式出现在那里。我带去的每一捧花，无论是最后一次带去的几枝金银花，还是金光菊、木槿，都留下了它们生命的印记和孤独的痕迹。它们死了，理查德也死了。我们都会死去，这就是自然。

在最初的几周里，有一个早晨，我大声地对他说："亲爱的，昨晚下大雨时，我想你。今天早晨雨不下了，我依然想你。在想这雨还会不会再下时，我还是想你。"然后我说不下去了，因为一想到他独自一人躺在深深的地下，我就难以承受。我不知道天有没有下雨，也不知道自己有多想念理查德。尽管如此，一切依旧祥和。我想象着墓地管理员会很快给理查德的墓地铺上草皮，也许我可以种上一些树和花。我喜欢待在那里，我喜欢他的陪伴。

有一些深沉、美好的东西吸引我去他的墓地，与他相伴，感悟曾经的我们，以及我们会变成什么样。我们在一起时，我充满活力与感知力，但现在这一切都变了。我不得不像他那样，去想象和创造，以便让我们能以与之前不同的方式在一起；我不得不以不同的方式去了解他。我所知道和感觉到的每一件事情都毫无疑问地表明，我们不能一起变老了；他的离去造成了很多可怕的事实，这是其中之一。但有些事情并没有随他而去，我不会让它们离去。

有一天下午，我来到理查德的墓地，发现上面铺了一层新土，这是用来填补已经被压实的部分的，这样一来，他的坟墓就高出了地面。看来一切都结束了。理查德的坟墓不再是新坟，现在他只是公墓中众多死者中的一位。对我来说，他只是刚刚离去，但对大自然和教区的土地来说，却不是这样。

不久，他的墓碑立好了。当靠着墓碑，用手指划过花岗岩上他的名字时，我感觉好受了些。那时正值夏末，树叶开始飘落。用不了多久，它们就会在理查德的坟墓上盖上厚厚的一层。我面对着墓碑，认定那就是他头的方向，但当意识到自己不确定这是不是真的时，我倒吸了一口气。我不知道自己站在理查德的什么位置，这让我感到无所依傍。为什么这很重要？它就是重要，非常重要。我必须将注意力从那些令人毛骨悚然的想法上转移开。我走到车旁，拿出《美国东部树木实地指南》（*A Field Guide to Eastern Trees*），又回到理查德的墓地。他会很高兴看到我能对大自然有比平时更系统化的了解。我放下了刚才那些可怕的念头，开始思考橡树和西卡莫槭。

理查德的葬礼一周之后，正好是我的生日。母亲和我一起前往公墓，她给理查德带了一枝百合、一枝白玫瑰，我带去了粉红的鱼尾菊、金银花和紫色的矮牵牛花。我们静静地站在那里，非常伤感。母亲看起来悲痛至极，她和理查德的关系非常好。我想去安慰她，就像她过去安慰我那样。但是我想不出任何安慰的话，我们只是默默地站着。

“他把你照顾得那么好。”母亲最后说道。

“是的，当然。”我在心里想。母亲一定会担心，如果没有理查德，我能否继续正常地生活下去。他们曾共同分担着对我的担忧，他们都是克制、内敛的，都曾被我的大手笔、豪爽的气概逗得哈哈大笑。现在，一切都变了。她又要独自承担起对我的责任。我用手臂抱住她，对她说，我会没事的。我相信自己会没事，我相信她最终也会相信的。

"我会想念他。"母亲轻声说道。

那天晚上，我戴上理查德送给我的新耳环，与朋友和家人一起庆祝生日。其实，我完全没有心思。之后，母亲建议我看一段录像，那是几年前理查德的一段演讲。人们请他说说和一位躁郁症患者结婚的感受。在他做完演讲后不久，我们三个人一起看了那段录像，之后它就被束之高阁了。我不知道这是不是个好主意，但母亲看起来很想看，我记得在演讲中，理查德反复说母亲有多好。母亲是我认识的最不虚荣的人，我知道，她只是想再听听理查德说这些话。对我来说，我想看看健康的理查德，但是担心自己能否承受。不过这是早晚要做的事。

观看那段录像既是令人不安的，也是美好的。看到自己不再拥有的东西会让人难过，但令人欣慰的是，我曾拥有过。在录像中，理查德谈到我的时候充满了爱意与困惑。他以宽容的态度描述着我那可怕的情绪，满怀热情与爱恋地叙述着我的兴高采烈和激情澎湃。他谈到了我们在一起的第一个圣诞节，当时我们因为小圣诞树是否需要 12 串圣诞灯而发生了争执。他认为我太浪费，而我认为他不明白根本没有圣诞灯太多这种事，难道有人会觉得快乐太多吗？

他说，当我被激怒或焦躁不安时，维持我们的关系是很费力的，但他也说，他觉得很值得去努力。他还讲到我们俩如何共同面对我的疾病，如何设法掌控它。他说，重要的是，对我的优点要予以热情的支持，对我的不足不要太苛责。他说他非常喜欢我的热情洋溢，并提到了一个细节：在他演讲的前一天晚上，我给他读有关大象的内容，并感叹它们惊人的生活习性。

他没有因为得这种疾病的人有时会变得很狂暴，很难与之相处而退缩，他更重视的是爱情而不是疾病。在录像中，他一如既往的英俊、聪明，充满生机，让我思念得心都碎了。它不仅令我心碎，同时也给予我勇气。我独自思忖，自己是多么幸运，曾经拥有他的爱、他的尊重、他的欲望，但现在……我没想到自己会这么难过。

在接下来的几周、几个月中，不经意的记忆碎片让理查德一次次回到我的生活中，并留下了它们的印记。理查德虽已故去，但好像依然在我身边。当我在辗转难眠的夜晚想他时，他在；当我努力不去想那些闯入脑海的过往时光时，他也在。一天早上，我来到动物园，想转移一下自己的注意力。最后，我来到斑马区。当我看到斑马看着我的时候，是什么让我想起了理查德？我差点忘记了，我和理查德的第一次约会是在这个动物园里，我们一起仔细地观察斑马。理查德问我，我知不知道斑马的条纹各不相同，不仅不同斑马的条纹是不同的，而且同一匹斑马左右两边的条纹也是不同的。我说自己并不知道它们左右是不对称的。

“好吧，让我们看看这是不是真的。”他说。

没想到除了条纹，我还了解到了更多有关斑马的事情。理查德高兴地告诉我，斑马会吠叫，也会嘶鸣，它们喜欢长得高的草，跑起来像一阵风。它们的条纹非常奇妙。我们又回到条纹的问题上，花了大约半个小时的时间在理查德带的笔记本上描画出所看到的条纹的宽度、曲度以及逐渐变窄的样子。因为斑马，我开始爱上理查德。

20年后，我又站在那里，面对斑马笑着、哭着，试图重温理查德思维的魔力以及当时那种奇妙的感觉。虽然已经不能完全找回我想要的那种感觉，但我停留在斑马区绝不是出于偶然。我的思绪在寻找着自己认为应该保留的记忆，它知道什么需要被好好地保管、保持它们的鲜活。理查德天生的古灵精怪和好奇心不由自主地进入了我的头脑，进入了我的生活。

理查德在医院做骨髓移植的时候，我给他读过《风沙星辰》中圣埃克絮佩里描写的迫降撒哈拉沙漠的过程：

> 我们的家园其实是一颗迷失了方向的星星。我曾踢过一块黑黑硬硬的石头，大约有拳头那么大。它是一种由熔岩形成的石头，不可思议地出现在300多米深的地层中。在苹果树下铺着的单子只能接住苹果，在星星下面铺着的单子只能接住星团。我们永远无法确定无疑地知道天空中掉落的石头来自哪里。

可以确定无疑的是，理查德的思维方式进入了我的头脑。这些想法只可能来自理查德。我很欢迎这样的时刻——理查德式的想象漫游入我的思绪中。对我来说，它们让理查德好像活了过来，让我像以前一样又和他紧密地联系在了一起。我还不想摆脱他，为什么要摆脱呢？

难挨的日子

理查德死后一个月，我返回了霍普金斯医院，发现它对我来说失去了某种魔力。同事们的能力与敏捷的思维以及标志着医院特色的奥斯勒式医学传统（Oslerian tradition），都因理查德的死以及每次来霍普金斯医院做例行检查时所萦绕的忧惧感而变得黯然失色。我们曾那么单纯地爱着霍普金斯，但现在，这份爱因理查德的治疗失败而变得模糊不清了。我知道，一段时间后，这份爱还会回来，但它会变得更复杂。对理查德的治疗是杰出的，它曾抵御了致命的疾病。在我自己的领域里，我将看到更多这种杰出与失败并行的情况，它能让我更好地理解霍普金斯医院，让我更加欣赏它。

回到霍普金斯医院的第一天很难挨。回到熟悉的世界以及同事们的关怀体贴是令人欣慰的。但是在给住院医师们做了一个演讲后，我不得不离开。生活在继续，教学在继续，科学和优秀医生们在继续，但我无法继续。我的思维乱七八糟，不只是在返回霍普金斯的第一天。我既无法退回过去，也无法继续前行。我根本不能精力充沛地去做任何事情。经过癌症中心时，我感到一阵强烈的反感。我想逃离，想忘记在那里发生的一切。

我在做每一件事情时都坐立不安。它不是由躁郁症难耐的焦躁引起的，而是一种因我的悲伤而起的心烦意乱。我走来走去，试图缓解我的不安定。这样做的确有效，但效果甚微。我没法参加完一个晚宴，总是半途就离开了；很少能看完一场电影或听完一场音乐会。阅读也是断断续续的，一本书才看几页，就放在一边了，再拿起来的书可能各式各样。每次都是看一两章就置之不理了。我开始重读《沃特希普荒原》，希望重新投入到理查德和我曾一起朗读过的书中，但我变得焦虑不安，因为我知道等待兔子们的命运是什么。无论是小说还是非小说类的图书都不能带给我解脱。

以前，当我陷入抑郁的时候，明明感觉糟透了，我也会假装自己没事，现在看来，这种假装对处理我的悲痛与他人关切之间的真空地带有很大帮助。理查德死后，我用了比自己本以为所需的时间更长的时间来重新振作，当然也比大多数人认可的时间更长。在理查德去世后，一位神经大条的同事让我为一本精神病学期刊审查一篇论文。“我的丈夫刚刚去世。”我发现自己恶声恶气。

“可已经三个月了。”他说。

确实，已经三个月了。

时间对不同的人有不同的意义。对于用商务手机日理万机的人来说，三个月已经足够长了。而我的世界是缓慢而迷乱的，对时间有着完全不同的体验。我无法想象自己能从内心生活与悲伤中走出来，将思维转换成评审论文所必需的冷血思维。我需要自己与理查德单独在一起的时间，因为很快，我将不得不开始没有理查德的余生。这是时间之间的时间，不到万不得已，我不愿走出去。

在同事和朋友看来，我已经没事了。一方面是因为我没有陷入抑郁，另一方面是因为，我唯恐给认识的人造成负担，怕他们知道我真实的忧伤状况而担心。我不知道自己为什么不表现出悲痛，我希望自己能表现出来，但又不想让别人看出我有多么想念理查德。同时我还感到一种压力，不想让别人太为我担忧。轻微程度的悲伤是可以接受的，但如果欢笑或安慰的话能够减轻一些悲伤，或者能转移注意力的话，那就更好了。我确实跟几位朋友承认自己很悲伤；对我来说，这是一次重大的坦白。我一直觉得向别人寻求帮助是一件很不容易的事情，这是我有生以来第一次意识到可以敞开心扉、表露真情地寻求帮助。但是，我只伸出了手，却没有说出请求。

幸运的也是可以理解的是，人们继续过着他们的生活，我想我让他们更容易做到这一点。这既让我开心，又让我觉得很遗憾。我想告诉他们，我依然很伤心，比他们认为的更伤心。但是我没有那样做，而是笑着。虽然我在配合着他们，但有一部分的我在另一个世界飘荡。

有一天，美国国家健康研究所寄来两箱理查德的个人物品。我坐在地板上，一件件地仔细查看，感到一阵阵的心痛。我不知道会发现什么，这有点像圣诞节，但不是真的。

在第一个箱子里，有两张理查德放在桌上的照片：一张是结婚那天哥哥给我们俩照的，另一张是我正在欢笑的照片。我的笑容那么灿烂，就好像这个世界美妙绝伦，就好像生活不会随着时间而改变。箱子里还有一些有关精神分裂症、医学和神经生物学的书，一台旧的脑立体定位仪和一个凯思内斯郡（Caithness）的镇纸，那是我去苏格兰出差时给他买的。我还在箱子里找到一张凡·高《白玫瑰》（*White Roses*）的巨幅印刷品，它来自在美国国家美术馆举行的电影《凡·高传》的首次公映。我会保留书和照片，把凡·高作品的印刷品送给他的一位朋友。

该怎么处理这台脑立体定位仪呢？它是脑组织移植系统的一部分，用于研究帕金森病的治疗方法，理查德和他的同事开发了这套系统并申请了专利。我卸下其中的部件，调了调圆弧里的长螺钉，感到有些困惑。我该把它扔掉吗？这些部件该放在哪儿？我坐在那里没动，心里盘算着留下还是扔掉。最后，我把那些零部件捡起来，拿进厨房，放进了一个花瓶里。它们倒向花瓶的一侧，就像一束金属花。它们被保留了下来，但变了样子。我把花瓶放在我们的结婚照旁边，笑了。我想理查德会喜欢这个安排。

不断会有使人惊慌不安的来信，有时还会有令人恼火的来信。官僚机构很擅长惹人反感，在这方面，加州医学委员会不亚于任何官僚机构。其中一封信是这样开头的：“敬启者：加州医学委员会行医执照发放部门得到消息称，理查德·怀亚特医生可能已经故去。如果这是真的，委员会对怀亚特医生的家人、朋友及相关人士表示慰问。由于行医执照发放部门要进行必要的文件变更，因此请提供一份死亡证明的复印件。”加州医学委员会一定会想念怀亚特医生的。

理查德去世几个月之后，我去了英格兰。我计划做一场演讲，并想着如何逃离自己所深陷的世界。一到英格兰，我就扎进了伦敦图书馆，找来一堆一堆的书，比如詹姆斯·巴里①和路易斯·阿姆斯特朗（Louis Armstrong）的自传，有关星星的书等。我将自己完全沉浸在工作中，沉浸在那本关于热情洋溢的书中。我钻研着有关宇宙中星星和星系数量以及钻石星尘重量的文章，研读着与麝香百合及变形虫的 DNA 碱基对相关的书籍。我知道理查德会对这些主题感兴趣，因此觉得和他很贴近，但几乎没有再陷入对我们过去美好生活的怀念中。我突然意识到，自从理查德死后，这是我第一次完全投入到一件事情中，我已经从感情上抹去了那份缺失感与痛苦。这使我燃起一线希望，从中获得了鼓舞。

① 詹姆斯·巴里（J. M. Barrie，1860—1937 年），英国小说家、剧作家。——译者注

然而，这种欢喜并没有持续多久，在图书馆大门处戛然而止。刚一走出大门，我就突然想起了被从记忆中抹去的所有事情。我打算做什么？我要去哪里？我怎么能忍受没有理查德的伦敦？我跟谁谈论星星和变形虫？我给谁买领带？我想让我的丈夫回来。

真相再一次出现，我想让我的丈夫回来。

几天后，在华威大学举办的有关自杀的欧洲会议上，我努力完成了自己的演讲，旁听了一些其他的临床论文。我本应该在会议上发表意见，但我只能记得几项有关自杀的社会风险因素：失去配偶、独居、未婚。很明显，不仅疾病使我的大脑很脆弱，我的心理也是脆弱的。我对自杀已经非常了解，不想再听到这些。记得有一次，理查德这样来总结《夏洛的网》（*Charlotte's Web*），他说这是一个“关于一头猪被一只蜘蛛保护，以及它们如何互相照顾的故事”。我们之间也是这种关系：保护与被保护。那时我不会想到“风险因素”。

那年秋天，在理查德和我的结婚纪念日那天，我戴上罗马戒指和星星戒指，来到了理查德的墓地。我努力去回想我们婚礼的场景，却无法摆脱他现在已冷冰冰地躺在地下的念头。在生与死面前，记忆是苍白的。我在想，土地会结冰，地上花瓶里的水也会结冰，理查德会怎样呢？我现在独自一人，而他是彻底孤独的。我不能为他做任何事情。一个人可能想到很多很多事情，很多他之前认为绝不会去想的事情。我感觉到了大海，感到困惑与麻木。我不知道自己想的或感知的是什么，一切都那样纷繁杂乱、变幻不定、互相冲突。

我坐在理查德墓地旁的大理石长凳上，给自己读托马斯·哈代（Thomas Hardy）、路易斯·麦克尼斯（Louis MacNeice）、爱德华·托马斯（Edward Thomas）和罗伯特·布里奇（Robert Bridge）的诗。我把布里奇一首诗的最后一节大声读给理查德听：

我不会让你离开。
用一千只手把你抓紧，
尽管你说了再见！
我用双手把你抓紧，
绝不会让你离开。

然而，我不得不允许他暂时离开一会儿。

那年的11月再次出现了大量的流星雨。我试图重新振作起来，但我做不到。夜半，我走到外面寻找流星，但那里只有一轮圆月，除此之外，什么也看不到。凌晨5点我再次出去寻找，这次看到几颗，但没有理查德在身边，它们根本无法让我惊叹。任何事情都不能与一年前在公园里我们共度的那个清晨相提并论。我不曾想到自己会放弃观看流星，但事实确实如此，我回到了屋里。

圣诞节的回忆

我知道圣诞节期间会很痛苦，只是希望不要太痛苦。我拥有那么多关于圣诞节的记忆，它们好像就在眼前。理查德喜欢白色的圣诞灯，而我喜欢彩色的。理查德喜欢闪烁的灯，而我喜欢不闪的。每年我们都会为他挂上几串闪烁的白灯，为我挂上几串不闪的彩灯。这看起来乱七八糟的，但有它独特的可爱之处。在理查德离世后的第一个圣诞节，我不知道该怎么安排圣诞灯，所以索性什么也没做。

一天傍晚，回到家时，我看到赛拉斯·琼斯（Silas Jones）已经给圣诞树挂上了我们那种奇怪混杂的灯。赛拉斯·琼斯曾为我和理查德工作过很多年，他既是我们的好朋友，又像是我们的父亲。在这样的灯光中，理查德与我在精神上又聚到了一起，它们照亮了这个屋子和院落，带给我那个寒冷季节中温暖的一刻。

装饰圣诞树是一件令人忧伤的事。我把一件件装饰品挂在树上——姜饼雪花、玻璃糖棒、丑陋的陶土胡萝卜，还有从伦敦买回来的手工玻璃球，也在树上挂上了我们的记忆。作为一种哀悼，我没有挂金箔做的闪光片。当然，没有人会注意到这点，但对我来说这很重要。童年时，圣诞节令人兴奋的一个原因就在于金箔做的亮片，没有它，就好像进入了四旬斋（Lent）。

我不得不再去买些灯。真希望能把这件事告诉理查德，还好我可以想象出他大笑的样子。这也是一个美好的时刻，但想象出的欢笑时刻并不能持久。正要走出家门时，我听到什么东西轰然倒下的巨响，然后是一些细小的碎裂声。圣诞树倒了，凝聚着我们感情的几件重要的装饰品在壁炉前的砖地上摔得粉碎。我并不迷信，但当时却产生了一种不祥的预感。

第二天，我和理查德的研究助理一起吃午餐，在聊天中，我提到我的圣诞树倒了，这让人觉得很不吉利，而且以前从没发生过这样的事情。听到我的话，她的脸变得惨白。她说，前天晚上，她的圣诞树也倒了，这种事也是第一次发生在她身上。有三件装饰品摔坏了，包括一件理查德 10 年前送给她的装饰品。我们一致认为，也许这是理查德在以自己最熟悉的方式和我们开玩笑。

那天下午，我把从圣诞树底部砍下的树枝靠在了理查德的花岗岩墓碑上。我听着《真挚来临》(*Adeste Fidelis*)，这首歌在我的心中回响，就像一条流淌的小河。那天夜里，理查德进入了我的梦境。开始时很好，我们聊着去夏威夷参加会议的计划，我问他："你的身体能经受住飞那么远吗？"

他看起来非常健康，一脸吃惊地说："当然。你为什么会这么问？"

我如释重负，心想也许是我搞错了。

我说："我以为你已经死了。"

他把我紧紧抱住，就像以前那样，安慰我说："我知道现在是圣诞节。亲爱的，我很抱歉。"然后他就离开了。梦境是如此真实，这比完全不梦到他更糟糕。

圣诞前夜，我无法走进我的教区教堂，那里有我们太多的回忆。我害怕遇到认识的人，于是就去了纽约大道的长老会教堂，参加那里的烛光圣餐仪式。在第二次世界大战期间，母亲还是一位年轻的新娘时，她就在这座教堂里做礼拜，聆听伟大的彼得·马歇尔（Peter Marshall）布道。母亲经常说，他的布道给战争中的华盛顿带来了目标感和疗愈的力量。在南北战争期间，林肯也在这里寻找慰藉。如此看来，我应该来这里。

我努力跟着唱圣诞颂歌，但做不到，在唱最后一首颂歌时，我从教堂逃了出来。外面已经开始下雪，树木和地面一片银装素裹，冬天的第一场雪非常美。也许是因为圣诞前夜的魔力，我想到了要在圣诞节的早晨到理查德墓地的雪地里写上“我爱你”，这个想法让我的心情好多了。开车回家的路上，随着心情的改变，这场雪看起来好像是在给理查德的墓地作装饰。它不是童年时令人欢快的雪，而是历尽沧桑后使人感到压抑的雪。

从小到大，我都没有独自过过圣诞节。朋友、家人和同事们想到了这一点。在圣诞节前，鲍勃、玛丽、杰夫、凯瑟琳、杰里米、妈妈、哥哥和我一起来到“1789”——乔治敦的一家餐馆。我和理查德有一个传统，每到纪念日或一些特殊的日子，我们都会来这家餐馆。我们结婚那天的晚餐就是在这里吃的。

因为理查德和我都非常喜欢威尔逊·本特利的雪花作品，所以，为了对朋友们的友情表示感谢，我送给他们每人一个雕刻着雪花的水晶镇纸。我们给自己起名为“雪花俱乐部”，以此纪念我们每一个人像冰晶一样聚到一起，形成了像雪花一样独特而牢固的联结。我们每个人都有各自的经历，不同的经历塑造了我们不同的个性，但我们彼此联结，走到了一起。不论境遇是好是坏，朋友之间永远充满了欢笑、友善和慷慨的给予。我完全信任他们，就像信任理查德一样。

在理查德死后的第一个圣诞节，我们这个新成立的雪花俱乐部的成员一起在壁炉前听颂歌，一起为理查德举杯。这份温暖与友谊帮我克服了一些对理查德的思念，比我想象的更有助益。只有当大家安静下来，陷入沉思时，我才感到自己快要哭出来了。杰夫看着我，我能明显地感到他的关切，所以即使在安静的时候，情况也不像原本可能的那样令人感伤。这是冬天里最重要的一夜。

圣诞节的早晨，我脆弱不堪。我的躁动不安与几天前的宁静平和如出一辙。我感到阵阵尖锐、强烈的悲痛。我失去了伴侣，这是一种原始的动物的情感。我并不抑郁，只是充满了悲伤。我生命中的激情与快乐看起来好像是很久以前的事情了，而且都与理查德有关。但是，理查德不在了。

我想让我的丈夫回来，我再一次对自己说。这是一种单调的诉说，没有减轻我的恐惧，没有祈祷的作用。

圣诞节的夜晚没有我想象的那样可怕。我第一次想到自己是需要圣诞节的。我需要沉浸在承诺、欢乐与缅怀中，它们来自古老的仪式和圣诞颂歌，来自朋友的陪伴，来自黑暗中的灯光。理查德活着的时候要生活，理查德死后，生活还要继续。我几乎说服了自己。

在理查德离开后的第一个圣诞节，我慢慢发生了转变。恐惧渐渐消退，某种平和不知不觉地进入了我的世界。也许这是幻觉，但轻柔的颂歌、教堂中的烛光，既美丽又忧伤，它们在圣诞节后的一段时间里持续发挥着慰藉的作用。

在诗人丁尼生的朋友亚瑟·哈勒姆（Arthur Hallam）死后的第一个圣诞节，他写道：

> 我们不唱了；沉静的感觉
> 悄悄来临：安息是最恰当。
> 我们说："安息者睡得最香。"

至少在一段时间内，失去理查德的痛苦得到了缓解。我带着玫瑰去他的墓地，也算是一种小小的挑衅吧。地上花瓶里的水冻得很结实，我便把花散放在雪地上：猩红的花瓣映衬着白雪与花岗岩，映衬着生活中的不幸与狂暴。

新的一年，一个人

新年一开始并不顺利。南瓜病了，行动变得迟缓而呆滞。当我给它喂食时，它会把头扭向一边。即使喂它最喜欢的蓝莓和斯提尔顿奶酪，它也一口都不吃。兽医说，它患了肝癌，而且已经扩散了。我知道，它的时日不多了。兽医建议实施安乐死，我和赛拉斯商量了一下，都觉得这是最仁慈的做法。

在南瓜生命的最后一天，我穿上了理查德的一件衬衫，希望在它生命的终点多少有点理查德的存在。在兽医给它注射镇静剂和硫喷妥钠（sodium pentothal）时，我和赛拉斯温柔地抱着它。南瓜平静地离开了，这与理查德死时古怪丑陋的情形完全不同。它的耳朵光滑柔软，像平常一样长长地耷拉在脑袋两边。这是一种安静的、有尊严的死。

南瓜一死，家里变得空空荡荡。不像理查德的死，这回不会有让人分心的葬礼计划，不会有前来吊唁的客人和亲朋。夜晚，我的身边会出现新的空白、新的无声无息。我再也听不到南瓜抽鼻子或打呼噜的声音，再也听不到它在自己的床上打转的声音。6个月前，我有两个可以说晚安的对象，现在一个都没有了。南瓜和我们一起生活了近15年，已经成为我们的一部分。现在，这个与理查德联结的重要纽带消失了。南瓜死了，理查德也死了。

赛拉斯想到了一个办法来缓解我失去南瓜的悲痛。一天下午，他拿着一些短腿猎犬的照片来到我的书房，这些猎犬是由一个救助组织养育的。他把照片放在我的桌上，说："我知道这太早了，但可以考虑一下。"在走向房门时，他又加了一句："有只小狗喜欢蹦蹦跳跳，看起来很可爱。"我说，谢谢，但现在考虑这些还太早。我的心已经碎了，很难修复。

赛拉斯既聪明又有直觉，他很了解我。他留下的照片和介绍激起了我的好奇心，我别无选择，他太了解我了。那只喜欢蹦蹦跳跳的短腿猎犬已经6岁了，与其他9只狗一起生活在寄养之家。它看起来精力十足，去看看它也没有坏处。

几天后，我们开车去弗吉尼亚看那只狗。这件事从一开始就注定会如此。那条将近25公斤的短腿猎犬看到我就跳了起来，舔着我的脸。我从理查德留下的猎犬基金中取出一部分交给了救助组织。我们给它起了个名字叫“泡泡”。每个看到它的人都会知道为什么给它起这个名字。南瓜是一只害羞而胆怯的狗，对生活总是感到很满足；而泡泡是活泼欢快、勇敢无畏的。它们没有一点相同之处，这也许是天意。

在回家的路上，泡泡一直坐在我的腿上，鼻子伸在窗户外面。它与赛拉斯和我相处融洽，就好像它一直都认识我们。当我们到家时，它径直跑进花园房，四下张望，跳上沙发，像猫一样沿着沙发背走。它大致扫了一眼我们的花园，然后优雅地在我新买的白色垫子上躺下来，可爱地蜷伏着，看起来很舒服。泡泡来到了我家。

在一个曾有那么多悲伤和死亡的家里，一个新生命的到来是一件好事，也是必要的。

生活重新开始。

泡泡来到家中后不久，我开车去北卡罗来纳州的杜克大学做演讲。杜克大学的前任校长和夫人曾是理查德的挚友，他们对我非常友善。我在他们家住了一晚，早晨他们为我送行，还送给我一袋他们自己做的姜饼。回到家后，我把姜饼放在泡泡够不到的台子上。但结果证明，没有什么地方是它够不到的；它把椅子变成了活动梯子，把鼻子变成了定位装置，用来确定移动椅子的方位。那天晚上，我走进卧室，看到泡泡在沙发上睡着了，鼻子下面垫着什么东西。一开始我以为它捉到了一只松鼠，后来发现竟是那袋姜饼。它从厨房台子上够到了那个袋子，把它弄上了楼，正用它的鼻子守护着。接下来的几天，它一直不让那个袋子离开自己左右，但始终没有吃那些姜饼。

有时，我能看出泡泡在有孩子的家庭中生活过的痕迹：对它招手，它会举起爪子；为了得到宠爱，它会没羞没臊地仰面躺在地上打滚，乱踢爪子；它还会表现出失去过什么重要东西的脆弱性。在这一点上，我们很类似。它失去了原来的家庭，我失去了理查德。现在我们拥有了彼此。虽然与失去的不同，但这样也不错。它对我的感情就像对那袋姜饼一样温柔。

春天到了，我参加了在旧金山举行的美国精神病学会的会议，无处不感到理查德的缺失：与同事们一起用餐时，我孤身一人，不再是夫妇中的一个；在科学论文报告会期间，我根本无法集中注意力跟上演讲的进程。第一天的会议结束后，我回到酒店的房间，大哭起来。没有了理查德，这些会议对我来说变得毫无意义。其实，没有了理查德，任何事看起来都失去了意义。

我不得不强迫自己去参加研究报告展示环节，倾听年轻科学工作者罗列他们的数据。他们满怀激情，还没有对生活变得小心谨慎。强迫自己去参加是对的。我开始明白，工作是一种拯救，聆听新观点和有前景的临床发现很重要，而且对自己有支持作用。理查德在我们最后一个情人节时告诉过我这一点，他说："你的工作很重要。当你想念我的时候，它会有帮助，它能把我们拉近。"他是对的。工作是一件实实在在的事情，具有内在价值。著述和教学可以将人们带出悲伤，抵消它的影响。好奇心驱使人前行，探索赋予人生活的内容。

理查德对科学与观念具有浪漫的情怀。这是我爱上他的一个原因，也是在最初糟糕的日子里，理查德的一部分一直与我同在的原因。我们共同分享的思想可以长久地存在着，在初次见面时，它让我们彼此吸引；在理查德生命的最后一天，它是我们谈论的话题。理查德非常重视理念与思想，他从不浪费自己的头脑或时间。

我是在瑞典隆德大学做演讲时想到理查德的这个特点的。那时正值 12 月初，古老的大学城到处都亮起了灯，家家户户和商店的橱窗里都透出小小的白色灯光，点点的灯光与美丽的夜色驱散了黑暗。我心痛地想，我本可以和理查德一起来这里，分享小城中的经历，聊一聊这里的人们与历史，和他做爱，躺在他的臂弯里入睡。我们都非常喜欢大学城，特别是有几百年教学历史的古老大学城。我们喜爱它们的感觉、它们的理念。

在隆德，我与瑞典的同行们度过了一段难忘的时光，但我很想念理查德。他应该会注意到许多事情，应该会爱上隆德及其学术思想的历史。他也会喜欢这种历史所承载的严肃性。一天晚餐时，我注意到隆德大学的教授都戴着两个戒指：一个是结婚戒指，另一个是当他们获得博士学位时，大学授予他们的。这是一位瑞典同行告诉我的。我觉得这很不同寻常，代表了对知识的敬畏，就像对上帝或配偶的敬畏一样，这一定会打动理查德。

理查德死后，我有很多的工作要做。我必须完成那本有关热情洋溢的书，还要与同事合作完成一本 1 400 页的有关双相情感障碍与复发性抑郁症的医学教材的修订工作。除了努力工作，我别无选择，但这也是一种福分。理查德生病这些年来，我荒疏了自己的事业，我想回归，我也需要回归。

理查德死后的第一年是最艰难的，那种从未体验过的痛楚令人难以承受，临时拼凑的慰藉方法效果甚微，而且零零碎碎。但这一切在慢慢发生改变。理查德逝世一周年纪念日标志着一个并不宏大但具有象征性的时刻。在有关双相情感障碍的国际会议上，同行授予了我一个奖项，并让我发表几句感言。我说："我的生命得益于在座的几百位科学工作者与临床医生们的辛勤工作，也得益于每一位患有双相情感障碍的患者。这是我最真实、深切的感受。"接着，我说："理查德恰好是在一年前去世的，是他鼓励我把自己的疾病写出来。作为丈夫、同事和朋友，他以各种能想到的方式支持着我。"说到这儿，我说不下去了。如果再继续说下去，我知道自己会崩溃的。

同行们看出有些不对劲，他们以最体贴的方式帮我恢复常态。他们开始鼓掌，不断地鼓掌，一些人吹起了口哨、欢呼起来。这是一种意外的、真诚的回应，不仅带给我当时非常需要的温暖，而且还提醒我，工作非常重要，工作的底蕴是爱、是生与死。当然，我了解这些，但同事们让我重新真正地去重视它们。房间里所有人都在履行他们的职责：努力减轻他人的痛苦。那一刻虽然只是一年中短暂的瞬间，但我感到获得了重生。

我们信仰伟大或渺小的事物，赋予它们本身实际拥有的意义，或者我们需要它们拥有的意义。我来到理查德的墓地，一手拿着橘色郁金香——我会永远给理查德带鲜花来，另一只手拿着锤子，准备把冰砸开。为什么要这样做？这样做有什么用？是为了用鲜艳的色彩抵消花岗岩的灰白吗？但这不会持久。

据传闻，宗教改革运动的发起人马丁·路德（Martin Luther）曾表示，即使世界会在明天终结，他也会在今天种下苹果树。每个圣诞节，我都会去理查德的墓地，带着常青的树枝、郁金香和玫瑰。我会用树枝包裹在郁金香和玫瑰的外面，帮鲜花抵御寒冷，好让它们尽量多绽放一段时间。即使这份美丽不能持久，但想到它曾相伴在理查德的左右，也让我很开心。我不想让理查德被遗忘，不想让他孤独地躺在那里。

NOTHING 07 WAS THE SAME

哀悼与忧郁

理查德死后，我没有陷入抑郁，也没有变得疯狂。我的确悲痛欲绝，但不是抑郁症的绝望；我也会焦躁不安，但不是躁郁症的躁狂。我的思维有些混乱，但不是精神错乱。我能够进行推理并想象比现在更美好的未来。我没有想过自杀。理查德的死唤起了我内在阴暗的部分，我不得不将正常的悲伤、忧郁与病态的抑郁进行比较。它们之间具有本质的区别，也具有容易混淆的相似之处。

理查德死后，我并没有像抑郁症病人那样，丧失对自我的感知，失去日常生活的方向。我失去了生命中最重要的人，失去了未来生活的重心。我失去了许多梦想，但没有丧失梦想的能力。理查德的离去是灾难性的，但不是致命的。

我知道，抑郁会把人变得冷酷无情、缺乏变通，对什么都无动于衷，这种痛苦是无法缓解的，但悲痛不同。它一波波地袭来，不知不觉地控制我。当我感到自己的活力，觉得已经摆脱了悲痛时，它又会给我重重一击。当我对自己说，我可以很好地应对理查德的死，生活中新的快乐让我有了信心时，一股无法承受的渴望之流又会把我抛得远远的，让我感到心都凉了。

我学着在随时可能袭来的悲痛中生活。关于理查德的记忆会毫无征兆地压向我，就像突然想起的某种气味，进入本已将它们遗忘了的思维空间。我把自己蜷缩起来，就像猎物在抵御猎食者。“他不可能已经死了”，我为此责问上帝，再一次陷入失去理查德的痛苦中。在每次新的交锋之后，我都会明白“他不会再回来了”已成为事实。随着时间一天天过去，摇摆不定越来越少，我越来越清楚地认识到，他不会再回来了，他已经离开太久了。

悲痛通过间接的方式教会人们生活。它是一位执着的老师，精明而残忍。它的攻击有时轻柔、隐晦，有时强烈、迅猛。每次当我思念理查德的时候，它就会出现，有时零敲碎打，有时全面攻击，直到有一天，我可以将他、将曾经共同生活的我们，摆到一个比可以忍受的位置更远的地方。记忆与遗憾绕开了我的理性思维，自顾自地长驱直入心灵中已经溃烂的部分。

我艰苦地与之对抗，充满了对悲痛的轻蔑。如果理查德不能留下来，我便会斥责悲痛，“不要把他带回来”。但悲痛自有它的教导之法，对理查德的思念以固有的方式来了又去，完全不受我的控制。悲痛在亚当出现之前就已经存在了，经过绝妙的进化，它知道如何处理自己的所作所为是最好的。思绪中的理查德必须再次出现、再次离去。他必须以某种方式离开，为的是让我给他找到一个新的位置，找到一种新的方式与他在一起，为的是生活能够继续。这样一来，我勉强找到了某种信念上的平衡。

悲痛VS抑郁

正如C. S. 刘易斯（C. S. Lewis）所说：“悲痛是一个蜿蜒的山谷，其中任何一个峰回路转，都会带来全新的景致。”确实如此。悲痛带来的教训来自它的出其不意，来自它关于过去与未来的变换的视角。人们常常能意识到痛苦，但它造成伤害的力度却在改变。悲痛是忍耐度的同谋，它已经作好了安排，会随着时间的推移，渐渐将自己耗尽。抑郁与此不同，它会采取行动，让自己持续存在。抑郁是恶毒的，它不分青红皂白地进行破坏。悲痛也许与抑郁有某些相似之处，但它们完全不属于一类。

从身体感觉上看，悲痛时的感觉也比抑郁发作时的感觉要好得多。虽然我睡不踏实，但还算比较好。当我睡不好时，药物也会管用。我的思维缩进了一个与世隔绝的宇宙。从本质意义上看，我是孤独的。悲痛，像抑郁一样，是一段多数时间无人陪伴的旅程。陪伴我的只有梦境与过去的记忆。未来被搁置一边，完全没有方向。悲痛使我的体力与活力衰减，但还足够支撑我渡过难关，而抑郁绝不会手下留情。当人们陷入抑郁时，精疲力竭感会深入骨髓，使人们体会到难以承受的绝望。抑郁让我感到自己被榨干了、被耗尽了。理查德死后，情形并不是这样。我的心虽然碎了，但它依然在跳动。

我自己清楚，理查德死后，一切都不正常了，我的方方面面都需要得到修复。与世隔绝可以让我完成自我修复，而悲痛也迫使人与世隔绝。在悲痛中时，独自一人是有助于恢复的；而陷入抑郁时，独自一人则很危险。理查德死后，我对死亡的思考是必要的，也是适当的。这些思考围绕着理查德的死，而非我的死；而在抑郁中，我会想到自己的死亡，并希望去死。人在悲痛时，死亡是痛苦的原因；而在抑郁时，死亡是痛苦的救赎。

在理查德死后的几个月里，我感到特别不安、烦乱。我与我的精神科医生交流，担心自己的病会再度发作。他确定地告诉我说，我这种不安是悲痛不可避免的一部分，可能也是必要的一部分。再过一段时间，它就会变得不那么令人沮丧，它绝不是躁郁症那种扰人的狂躁。同样，悲痛中的忧伤也不像抑郁中的忧伤那样极端。它并没有抹杀我的理性。虽然在理查德死后的几个月中，我感到了深切的不快与烦乱，但没有失去希望。

在抑郁时，我的心情永远是黯淡凄惨的，而悲痛时却不会这样。当感到悲痛时，朋友和家人会觉得我性情不稳定，变化无常，但通常还能符合社会的要求。我虽然将自己的能量储藏了起来，但在必要的时候能够召唤出它们。就像雨中的蝴蝶，我找到躲雨的地方，将自己的翅膀紧紧地合起来，直到我必须飞走的时候。当不得不飞时，尽管我飞得小心翼翼，而且飞不远，但一段时间后，天气就会变晴朗。即使在最悲痛的时候，我也相信最终会云开日出，但在陷入抑郁的几个月里，我则没有这样的信念。

理查德死后，我的思维没能保持清晰理性，而是一片混乱。不过这种混乱与抑郁中所体验到的混乱不同。无论在悲痛中还是在抑郁中，我都会反复陷入消极思维，忧郁的想法不断翻涌而出，让我怀疑自己再也不能创造、再也不能爱了。然而，当抑郁发作时，这些想法不仅是忧郁的，而且承载着死亡，具有惩罚性。忧郁的沉思不会带来任何好处。

悲痛使我变得松懈、懒散。记忆时不时冒出来打破我的平静。然而，它们偶尔也能带来甜蜜，也算一种生活的调剂。我并没有总去想生活是多么没有意义，相反，我想到的是失去生活的痛苦。失去爱情的人还能够怀有希望，但在陷入抑郁的头脑中，希望无处容身。在悲痛时，人们会感到生活有所缺失，但不会感到整个生活都不存在了。抑郁时的情况则完全不同，抑郁的人感受不到生活的脉搏。

悲痛会产生一种奇特的敏感性。在悲痛者看来，这个世界上的一切都太强烈了，以至于无法忍受。为了消除痛苦，他们需要遮蔽物、酒精或其他的麻醉剂。悲痛者能够看到、感受到太多的东西，正如罗伯特·洛威尔所说：“好像失去了一层皮肤。”

理查德死后，我本能地避开任何可能引发微小情绪波动，或者可能触动心弦的事物。我挣扎着，不让自己被看到或听到的东西压垮。之所以在理查德的墓地能让我感受到抚慰，从某种程度上来说就是因为这种扰人的敏感性。我知道，在那里能找到安宁，古老的树木以及墓地的寂静无声让我感到很舒服。我喜欢上了土地的颜色，鲜艳亮丽的颜色在那时的我看来是具有入侵性的，它们刺激着我的神经。

理查德死后的几个月里，我没有在家里添置任何色彩鲜艳的东西。我挂的是淡棕色的窗帘，买的都是暗色的亚麻制品和浅褐色的衣服。那段时间，我的一切几乎都是淡棕色的，后来我将那段时期称为“反女装时期”。买新连衣裙时，我想到的是要避免别人的注意，将自己隐藏起来。与夏天女装的特点正相反，它们是拘束的、暗淡的。

理查德离开时，我的某些部分被凝固住了，需要时间来慢慢融化，否则我会在悲痛之海中溺死。生活必须逐渐恢复，当时我的心只对外界开放了小小的一部分。我本能地求助于音乐，但它没能带来我本以为它可以带来的安慰。只有圣歌让我的神经得到了安抚，带来了预期的抚慰。舒曼和贝多芬的音乐撕扯着我的心。他们的音乐通常能带来极大的愉悦，但现在却以一种令人无法忍受的方式将我穿透。这种音乐的美是世俗的，而非超自然的，它们太过强烈，是一种过于直接的情感冲击。舒曼和贝多芬的音乐唤醒了我内在的某些东西，但当时最好不要去碰它们。因为悲痛，我做出了完全不理性的行为，将自己所有的古典音乐收藏都送人了。我只想远远离开那份痛苦。

我用其他方法来保护自己敏感的神经。在理查德死后的第一个圣诞前夜，我去的是纽约大道的长老教会，而没有去自己所属的圣公会教堂，为的是不碰见认识的人，不去想起与理查德在那里共度的时光。我甚至抵抗本能的反应，不希望在夜深人静时，记忆的潮水会突然奔涌而出。我不想走出教堂，不想在清爽的夜晚散步，不想听钟声的鸣响，不想撞上飘落的雪花。这些都是对我感官的冲击。

尽管属于圣公会教堂，但之后的很多年，我经常去的都是纽约大道的长老教会，因为在那个圣诞节，我发现他们的服务更温和：不太坚持古老的仪式；没有跪垫，也不用跪拜；而且更公众化。他们在教堂的长椅上举行圣餐仪式，而不是在圣餐台上；他们把酒倒在小酒杯里，而不是倒在银制的圣餐杯中。圣诞前夜的颂歌比圣诞节早晨的颂歌更能给人以安慰。英国国教高教会派的繁复仪式令人神经紧张，简洁的苏格兰教会传统可以抵消它的影响。

尽管如此，长老教会的圣诞仪式只给予了我极其微弱的宽慰。当仪式接近尾声时，教堂的灯光暗了下来，每个人拿着一根点亮的蜡烛，一起唱着《平安夜》。我哭了，非常思念理查德，因为《平安夜》是他最喜欢的圣诞颂歌，因为没有什么能阻挡有关理查德的记忆奔涌而出。

“在绵绵细雨中，我思念他；”米莱写道，“在潮水退去时，我思念他。”但我无时无刻不在思念理查德。

一开始，诗歌给我带来了音乐无法提供的安慰。理查德死后，虽然我读得断断续续，但很深入。而当陷入抑郁时，读诗根本不可能给我安慰。事实上，抑郁时我无法集中精力去读任何东西，诗歌对我毫无意义，文字只能让我觉得冰冷。当陷入抑郁时，任何事物都不能打开我的心扉或给予我勇气。我呆滞迟钝，无法接受生活，除了脉搏还在跳动，我的一切已经没有一丝生气。只有当不再抑郁时，我才能再次感受那些令人沉醉、令人疯狂的诗歌。

与抑郁不同，悲痛使我能从那些描写失落与痛苦的优秀诗篇中获得安慰。理查德死后，我本能地读起了丁尼生的《悼念》（*In Memoriam*）。17 岁时我就读过这首诗，当时我首次抑郁症发作，险些自杀，刚刚恢复过来。无论当时读还是理查德死后再读这首诗，我都觉得它是一篇惊人的作品，一首充满怀疑与爱的诗，就像一段穿越痛苦、感情丰沛的旅程。这首诗让人们理解了悲痛的复杂与凶残，它是一首关于遗憾、重生与就此放下的诗。在《悼念》中，丁尼生的悲痛非常真切，这种赤裸裸的痛楚有一种独特而明确的力量。

扰动不安是这首挽歌的一个基本特点，也是最初吸引我的特点之一。丁尼生的诗让人想到各种咆哮、爆发和怒斥的画面——“乌鸦被刮得四下飞扬；粗大的树枝在空中狂舞。”“在悲痛中，存在着狂野的躁动，”他在诗中问道，“能否平复绝望与狂野的躁动，去投入一个怀抱？”大自然被描绘成“对生命毫不在意，如此野蛮而残忍”。在丁尼生看来，悲痛是一种令人厌恶、暴力的东西：“邪气入体痛楚袭来，心力衰竭病入膏肓。”时间是“在四下狂乱飞舞的灰尘”，生命是“带着灼人火焰的暴怒”。

丁尼生的诗之所以能给予我安慰，是因为他把悲痛描绘得如此痛楚，就像我感受到的一样。他写出了令人恐惧的失去、孤独的夜晚和无人分享的时光。在描绘悲痛时，他也展现出令人惊愕的美丽，他提供的安慰不是那种轻易能够体会到的安慰。每一个忌日、每一年的圣诞节、每一次新年钟声，在丁尼生的眼中，都具有短暂的、不断改变的含义。

丁尼生关于悲痛的诗是曲折的。获得的感悟会消散，获得的信念会离去，对死亡的接受有时也是不完全的。然而，为了不让死亡挡住生命的道路，我们必须接受死亡。丁尼生在描绘鸣响的钟声时，清楚地表达了这一点：

鸣响送别的钟声，对着狂野的天空，
对着飘过的云彩，对着结了白霜的灯。
这是一年最后的时刻，
在夜晚鸣响送别的钟声，让他死去吧。
用钟声送走旧的，迎来新的，
在纷飞的雪中，鸣响快乐的钟声，
这一年即将过去，让他离去吧，
用钟声送走谬误，迎来真理。
鸣响送别的钟声，告别悲痛……

悲痛改变了人们体验死亡的性质。在痛苦中存在着智慧，它并非不可救药的煎熬。痛苦不会一直持续，绝望不会无限期地“与四月的春光同在，或者总在夏夜的月光中感到悲伤”。

我发现在一册旧的《悼念》中，我用括号把最后几行诗句括了起来。理查德死后，我把这几行诗写了下来，以此代表我可以获得诗中描绘的那种成长的信念和希望。丁尼生写道：“多年的悲痛重造了血液，改变了构造。爱没有变少，而是增多。”

遗憾没有了，
但爱比夏天时更丰沛。
我随着爱成长，
变得比以前更完美。

爱虽然改变了，但依然拥有。读《悼念》就像在极度恶劣的天气中，将一个夏日的花环抛过一段无法逾越的篱笆。我能够看到篱笆另一边的生活：虽然翻越篱笆非常艰难，但花环让我看到了前进的目标。丁尼生帮我渡过了那段黑暗时期。文字产生了作用。

能否被安慰也是悲痛与抑郁之间重要的不同。虽然在悲痛时，我们并不是总能获得安慰，但这是有可能的。无论是个人还是社会，都会为我们找到应对悲痛的方法。抑郁却比悲痛更难被别人理解，它不能像悲痛一样，引发其他人礼节性的友善。人的本性使我们远离抑郁者，而非悲痛者。这一点非常不同。悲痛会将认识死者的人、想念并哀悼死者的人凝聚在一起，从古至今，这都是普遍的、必然的人类行为。人们会容忍因悲痛而变得疲惫、混乱的人，并给予他们恢复的时间，毕竟丧亲之痛是大家都可以理解的。

从第一次死亡、第一次悲痛开始，祖先们就知道应该如何来应对。他们会制定最原始的悼念仪式：应该敲哪个钟；哪些人戴面纱，哪些人不戴；如何别悼念胸针。而对于抑郁，社会则没有提供这样的指导与认可。悲痛和抑郁都属于人类的情绪状态，但我们对待它们的方式却非常不同。应对悲痛的仪式是为了保护悲痛者不被疏远，而抑郁本质上就是令人疏离的。只有当悲痛延续了太长时间，太难抚慰时，人们才会表现出疏远。也就是说，当悲痛开始渐渐变得像抑郁时，人们才会疏远悲痛者。

躁郁症的馈赠

从 17 岁开始，我就对抑郁和躁狂有了清楚的认识。理查德死后，我所感知的是悲痛，而不是抑郁或疯狂。在他死后的头几天，悲痛将我淹没，我看不到出路，一天有好几个小时都处在恐惧之中：如果疯狂卷土重来怎么办？他不在了，我该怎样来保持精神稳定？但这种恐惧持续的时间不长。

事实上，对疯狂的切身感知就像一位熟练的导师，指引我走出了悲痛。令人奇怪的是，对绝望与幻灭的熟悉竟然有助于我应对理查德的死。我只是很担心旧病复发，但没想到与躁郁症的抗争让我懂得了更多。我可以较好地应对极端的情绪，并且非常了解情绪的变化有多迅速。我把遭受痛苦看成生活的组成部分。我的疾病与性情彼此联系紧密，这使我从很年轻的时候就开始懂得，矛盾的、不断变化的情绪像稳定一致的情绪一样，是真实和有意义的。我知道平静可能只是过渡状态；我也知道光明与宁静就在混乱与黑暗的不远处；我还知道以前痛苦的经历并不能保证我未来不再遭遇痛苦，也没有任何事情能让我对理查德的死有所准备。

从实用的角度看，较长的躁郁症病史让我牢牢记住了需要高度警惕的症状。如果睡得太少、变得躁动不安、感到绝望或想到自杀，我就知道自己该警惕了。我对此非常小心，也许小心得有些过分了。疯狂以另一种方式让我对悲痛有所准备。它给我提供了一种不带感情的评估标准，让我能借此来检验悲痛中的自己是否理智清醒；它还让我对在疯狂中体会到的恐惧予以尊重。

疯狂是那样残忍，它远远超出了悲痛对我的影响。而当认识了悲痛之后，我才以一种怪异的方式，第一次了解到疯狂时的自己病得有多严重。疯狂与悲痛之间的区别是精神错乱与困惑糊涂之间的区别，是颈动脉被扎一刀与濒死的悲伤之间的区别。这让我更尊重自己的头脑，对它的呵护也更加温柔。

悲痛的人性化特点将躁狂和抑郁的痛苦置于某种情境

中，它是用言语无法描述和安慰的痛苦。虽然悲痛，但我没有失去理智，这份理智捍卫了悲痛与精神错乱之间的严格界限。正如弗洛伊德所说，哀悼是生活中自然存在的部分，而非病态。他写道：“尽管悲痛包含着远远偏离了正常的生活态度，但我们从不会认为这是一种不正常的状态，将哀悼者送去接受医治。我们确信一段时间之后，人们能够战胜悲痛。”不过也有例外，有些悲痛者确实需要针对抑郁的医疗措施，但绝大多数人不需要。悲痛不是疾病，它是必要的。

逆境是对逆境最好的准备。自身的经历使我相信，对理查德不顾一切的思念终会过去，我的坐立不安会被轻松自在取代，夜晚也会变得不那么难挨。在绝望与思念中，我秉持着这样的信念，相信在某一刻，对生活的爱会突然重现。我曾经历过那么多从黑暗到光明的循环，因此相信自然会保持它的节律。理查德死后，我经常对自己说，既然我曾幸免于疯狂，便能一定也幸免于其他事情。在理智边缘的生活让我自律，并养成了一种严格的乐观主义。理查德教会我不要在困境中降低对生活的期望，不要挥霍爱。

很多年以前，从自杀中死里逃生之后，我从拜伦的诗中摘抄了几句，一直保留着，作为勇气的来源：“看吧，他主宰了自己，并使他的痛苦屈服于自己的意志。”由于精神上患过严重的疾病，所以我不可能比较轻易、快速地克服悲痛，但它帮助我将悲痛看成人之常情。

“福气可能会突然从石头里冒出来，”乔治·麦凯（George Mackay）写道，“谁知道是怎么回事。”悲痛就是这样的石头。它给予生者许多，它将时间放慢，让人们逐渐适应一种不同于以往的与死者的关系。它将时间打碎，让人们逐渐意识到自己哀悼的是什么以及为什么哀悼。

记得有一天下午，在华盛顿的国家历史博物馆里，我站在装着猫头鹰标本的玻璃盒子前，思绪万千。像这样把野生动物制成标本，假装它们在栖息，看起来有违自然的野性。但是如果它们不是死的，没有被制成标本，我怎么可能这么清楚地看到它们的翅膀和爪子？怎么可能欣赏到它们羽毛和喙的复杂精细与美丽？如果没有它们的死，我就不可能看出是什么让它们得以生存。我当然更喜欢看到它们飞行、捕食、用嘴叼着老鼠，但它们死后，我也可以满怀敬畏地仔细观察它们的身体构造和比例，尝试分辨出雪鸮与东部鸣角鸮有什么不同。死亡并非一无是处。

尽管我们斥责悲痛，就像斥责死亡一样，但它教会人们必须寻找一种方式，重新开始生活。悲痛迫使我们亲近死亡，它将过去最重要的事情保留了下来，让我们终有一死的生命得到解脱。悲痛让我们懂得，所有人都会死。

“有时我认为，寻找痛苦、记忆痛苦是我们将自己与整个人类生活联系在一起的唯一方法。”格雷厄姆·格林写道。悲痛是人类生活的中心。很多事物会随着死亡而遗失，但不是所有。生命不会轻易逝去，爱亦如此。死亡中包含着优雅与高贵。生命在继续。

NOTHING 08 WAS THE SAME

莫名的色彩

在谢南多厄河谷，人们常说，春天每天都向山上爬30米。就像悲痛一样，人们可能不会意识到春天已经来了，因为你已经习惯了冬天，适应了冬天对待你的方式。你不了解新的季节，它是陌生的，从死亡中诞生。

在理查德刚刚离开的时候，我就知道我的内在有一个生命的蓄水池。在他去世的那天晚上，我和朋友、家人一起欢笑——无论多么黑暗，只要有笑声就有生命。我从朋友们的脸上看到了生命，从家人的温暖中感受到了生命，从我所爱的人们以及陌生人所给予的友善中看到了生命的可能。

理查德离开几天之后，我去参加一个英国大使的小型宴会。吉姆·沃森因为与人合作发现了DNA结构而将被封为爵士。这是我和理查德一直期待参加的活动，但现在我只能独自驱车前往。要不是因为我与吉姆多年的友谊，以及对他在理查德生病期间给予的无私帮助的无限感激，我是不会参加这个活动的。当转过马萨诸塞大道，进入使馆区时，我想起了接完吉姆邀请我们参加授勋仪式的电话后，理查德对我说的话。

“我希望我还能活到那会儿，”理查德笑着说，“为了看到沃森下跪，我愿意付出任何代价。”

想到这些，我笑出了声，理查德好像和我一起坐在车里。只要有理查德在，我就能因为拥有他的记忆而欢笑，这是生命的源泉。

那是6月里一个温和的傍晚，花园里开满了玫瑰。理查德会非常喜欢这个活动的一切：华盛顿夏夜的轻柔、朋友的陪伴、对科学界重大发现的高雅的庆祝仪式。那天晚上确实包含了这些美好的事物，但让我重新对生活燃起希望的是英国大使馆的每一位工作人员，从帮我停车的随从、在门厅处核对姓名的工作人员，到大使本人。大使的妻子对我说：“夫人，我为你丈夫的故去而感到遗憾。”这虽然只是一件小事，但对我非常重要。这比对哀悼者的客套更进了一步，是对我的悲痛的承认。女王和政府的授勋仪式在继续，关于科学的交流在继续，人类的善良在继续，我也在继续。

时间良药

我的心在慢慢地融化，慢慢地恢复生机。一段时间后，在理查德死后几个月中曾让我无法面对的事情，现在又可以给我带来快乐了。一天晚上，我想看看自己现在是否能聆听以前曾引起我痛苦的音乐。我放上了《奥菲欧》(*Orfeo*)，它令我心碎，但那是一种给人以生命希望的心碎。音乐在让我心碎的同时，也在治愈那些伤口。

每天、每星期，我都在生命中前行，思索着在不得不求助于安眠药或变得坐立不安之前，自己究竟恢复了多少。最终我试着去听舒曼和贝多芬的音乐，它们没有再次引起我的痛苦，而是让我感到了深切的愉悦。之前不得不把它们搁置一边的经历，让我现在以一种完全不同的方式理解了它们的美。我更爱它们了，因为它们曾显示出我内在的脆弱。

重新开始生活是一件艰难的事情，但也很美好。生活就在我面前，屏障已经被抛开。我的性情和对未来的好奇使得我很难远离这个世界。生活必须重新开始，缠绕在五朔节花柱（maypole）[1]上的丝带必须被解开。未来必然比过去更吸引人。我曾不能坦然接受悲痛，曾对生活感到不耐烦。我用了太多的时间来陪伴疾病与死亡，我不想再这样下去了。

感伤与怀旧在悲痛的一开始是必要的，但现在它们会妨碍生活的继续。血液必须流向身体组织：我想一把拉开那幅单调乏味的浅褐色窗帘。哀悼迫使我思考死亡，但设想未来才是生活。如果我想认真对待理查德以及我的生命与死亡，我就必须继续生活。时间确实具有治愈的力量。

理查德曾时常和其他霍奇金病患者谈起自己的患病经历，希望给他们勇气和实用的建议。一位曾多次与他交流的女士因霍奇金病去世了。理查德给她的哥哥写了一封信，其中谈到了时间与悲痛。"我曾对时间的治愈能力感到困惑，"他写道，"对我来说，这是一种在伤痛周围的成长，或是从伤痛处离开的逃亡。任何事物都无法填补那片空白，但新事物会转移我们的注意力。痛苦并没有减少，但生活的动力会把它稀释，这会使悲痛的时间和痛苦的程度都有所减少。"他是对的。生活的动力势不可当。

① 五朔节花柱的习俗源自德国南部的巴伐利亚。自16世纪以来，村民把木柱子竖立起来，柱子上装饰着村子里各种建筑物及工艺品的图案。五朔节花柱是很多欧洲节日的一部分，尤其是五朔节（May Day）。

在理查德死后的几周和几个月中，我从诗歌和其他文学作品中寻求安慰。现在，我从它们中寻找继续生活的动力。我再一次摘抄了丁尼生的诗句，还摘抄了道格拉斯·邓恩的《挽歌》（*Elegies*）。我重读了格雷厄姆·格林的《恋情的终结》（*The End of the Affair*）和刘易斯·格拉西克·吉本（Lewis Grassic Gibbon）的《日暮之歌》（*Sunset Song*）。我回头翻看威廉·布拉福德（William Bradford）写的《普利茅斯开拓史》（*Of Plymouth Plantation*），在这本书上，我曾做过很多页边笔记。我用这本书提醒自己意志力对于战胜逆境的作用，让自己看到生活实际上没有那么艰难。我抄写下爱德华·托马斯、路易斯·麦克尼斯和托马斯·哈代作品的精彩片段，并把罗伯特·弗罗斯特的《不情愿》（*Reluctance*）的最后几行写下来，贴在了镜子上。

“心仍在苦苦寻觅，”他写道，“但脚步却在问‘去何处？’”

啊，何时人心才不认为
顺应情势的变迁，
带着理性的优雅去屈服，
低头接受爱情或季节已结束
比背叛还不如？

除了接受爱情已经以一种方式结束了之外，我别无选择，但听任事情发展则是一种背叛。除了我，没人能够抗拒这种放任自流。我对自己说，去做吧。回首往事会使人获得安慰，但它已经开始令人感到窒息，正如本·琼森（Ben Jonson）所写："阴影会扼杀成长。"理查德死亡的阴影拖得很长。

有关理查德的记忆还在不停地进入我的脑海，然后又离开。这些记忆有时会产生不快，有时则为我的生活增添了甜蜜的时刻。关于他的梦也在发生改变。一开始我总梦到他来到我身边，接着就离去，这样的梦充满了丧失感。后来，我的梦渐渐变得不那么残忍了。

在一个梦中，我站在草地上，看到一个男人氯气中毒，呼吸困难。我对他说："等一下，我丈夫是医生，他很快就会来了。"

当想起来理查德已经死了，他不会很快来这儿时，我的心一沉，过去那种恐惧再次袭来。但理查德出现了，微笑着，我感到他的温暖将我笼罩。生活又恢复了正常。我心情放松地醒来，因为理查德第一次在梦中没有离开我。

有一天，我在写那本有关热情洋溢的书，伸手去拿装有关于乔伊斯·普尔（Joyce Poole）的访谈内容和笔记的文件夹。乔伊斯·普尔是一位在肯尼亚研究大象的生物学家。在文件夹中，我找到一封理查德发给她的邮件。“凯今天不在，”他写道，“她对等待您的答复已经有些失去耐心了。我想，对于活力充沛的人来说，没有耐心可能是一种相当普遍的特点。她就是这样。希望今天晚些时候我能给她读您的回复。这是她一直在等待的。”理查德还提供了他自己对热情洋溢与创造力的完整观察，他是完全自发地去做这些的。这就是理查德，他好像乘着降落伞轻轻地降落在别人观念的复杂丛林中，并让自己无拘无束。

马克·吐温在妻子死后对一位朋友说，对妻子的记忆就像间或出现的优雅感觉，“对很久以前细小亲密往事的记忆就像落入一片寂静中的星星”。不久前，我读到一篇文章，说宇航员发现，有一群星流以每小时160万公里的速度飞驰过银河。我很想与理查德分享这个消息。会不会一想到星星，我就会想起理查德？我还会想念另一个男人吗？

我紧紧地与自己偏爱的记忆相伴。有些记忆不肯离去，有些记忆我不想让它们离去，因为它们是关于理查德、关于我们的。当我情绪低落或想念他时，我愿意去唤起这些记忆——在洛杉矶看恐狼骨架，谈论山杨和虹鳟鱼的日子；在罗马，浴缸里飘满玫瑰和紫丁香的景象；将戒指浸入许愿池的一幕。有些关于理查德的事物被保留了下来，但发生了改变。一看到理查德在加州为我设计的月亮石和海蓝宝石的手镯，我就感到痛心不已，所以把它拿到珠宝店改成了一条项链。

《纽约时报》的记者报道过一只带着一个棕色瓶子到处游的小章鱼。“有人在它旁边放了一个更漂亮更豪华的瓶子，可以清楚地看到里面有一个多桅杆的帆船。这只章鱼观察了一阵这份厚礼，想了一会儿，然后捡起自己深爱的棕色瓶子游开了。”我非常理解这只章鱼。像它一样，我不想要有帆船的新瓶子，只想要自己曾经拥有和深爱的瓶子。

无尽的思念还是会时不时涌上心头。一天，我打开《普通精神病学纪要》（*Archives of General Psychiatry*），看到一篇有关精神分裂症的文章，作者是理查德。我的心立刻狂跳不已，心想一定要拿给他看。如果他的名字出现在文章上，那么他一定还活着！接着，我看到他的名字旁边有一个小标，于是去查看页下注，注中写着：“已故。”当然是已故。那天晚上，我突然醒来，想起自己忘了服锂盐。如果理查德还在，他一定会问我是不是服药了。我严厉地对自己说，他已经死了！够了，让这一切都过去吧！

随着时间的流逝，关于理查德的记忆更多是带来安慰，而非痛苦。每每想起他，感觉总是甜蜜的，而不再是锥心的刺痛。我开始明白，悲痛存在一个时间界限，它最终会结束。我还活着，我爱理查德，但也爱生命。悲痛开始渐渐消退。

“尽管这是一个充满烦恼的白天和夜晚，”威廉·布拉福德写道，“但上帝给了他们一个令人快慰与振奋的早晨。”生命就在悲痛的对岸，早晨就在艰难黑夜的边缘。

就应该在这里

悲痛改变了日常生活，改变了我们习以为常的幸福。我们曾经共同拥有的世界变得一片狼藉。《启示录》（*Revelation*）中的大龙用它的尾巴扫过天空，将星星抛向地球，重新安排了天空。所有重要的事情都不再是我以前知道的状态。理查德曾为我创造了一片宁静的天地，我们以一种轻柔的节奏生活着，不像我以前那样一路疾驰。他是这个变化无常的世界中的一种永恒。死亡在某种意义上使他恒久不变，但我需要改变，我们的关系必须改变。我不想失去理查德，但除非我们的关系对生活中各种可能性保持开放，否则我就会失去他。

我把要做的事情列了一个清单。我要重新开始打壁球；尽量把《傲慢与偏见》再看一遍；对我所喜爱的自然事物，比如梅花、斑袋鼬和眼镜熊，进行更具实质性的了解，但不要失去对兴趣的享受。我列出了一个长长的想去了解的自然现象清单，梅花、斑袋鼬和眼镜熊是首选。我要系统地研究神经病学；要去游览圣彼得堡和奥克尼群岛；还要看看能否安排一次肯尼亚之旅，去那里的安博塞利国家公园观察大象。我要重新开始每周在国家美术馆用午餐，在动物园里散步。这看起来是一个可行的清单，我把它贴在镜子上，就在摘抄的弗罗斯特的诗句旁边。

我想要去更好地了解理查德。神经外科医生哈维·库欣（Harvey Cushing）强调，一个人的工作成就永远不会死。我对此深信不疑，所以决定从头到尾认真阅读理查德的所有文章，以此来更加深入地理解理查德的科学工作。我的决定看起来有点像愚公移山，因为理查德写过800多篇文章，很多文章的专业性非常强。我尽我所能地去读，尽量多读。我以为自己了解理查德的学术兴趣，但其实并不了解。追随着他在科学领域中的思维历程，我觉得与他更贴近了。

我还通过其他途径去增进对理查德的了解。理查德非常喜欢听电子书，也喜欢让我给他念书。读书对我来说轻车熟路，但我不曾以理查德的方式去了解过书，所以考虑着像他以前那样听书。在理查德去世三年后的圣诞节，我带着伊萨克·迪内森（Isak Dinesen）的《走出非洲》（*Out of Africa*）去了他的墓地。他曾经很喜欢听迪内森的书，还鼓动我也这样做。我以自己没时间为理由，从没有去尝试。如今，坐在他墓地旁边的长凳上，我开始大声朗读："我在非洲有一个农场，它在恩贡山的山脚下。"我不断地读啊读啊，感受着文字的美丽与韵律，直到不得不停下来为止。

迪内森写的是非洲，但当我环顾四周时，我认为她写的感受也适用于此时此地的我。她写道："早上你醒来，心里想，就是这里，我就应该在这里。"在圣诞节的早晨，在理查德的墓地旁读着书，我独自思量：我就在自己应该在的地方。这个城市是我的家。我在华盛顿度过了童年和成年期中较美好的阶段，在这里理查德和我相遇并相爱，在这里我们一起生活、工作。华盛顿是他长眠的地方。我们将一起长眠于此，直到地老天荒，或者直到教堂明令要求更换墓地。

那个圣诞节的早晨，我陷在生与死之间，但我希望自己能不可阻遏地投入到生命中。我与理查德有过盟约，但我对未来同样有所承诺。"今夜，我看到星星被困在水下，"道格拉斯·邓恩写道，"在我们与爱情的简单盟约上，我签了字。

一只手递出一个苹果，另一只手握住墓园的土，在那里逝去的人记得我。”

在私底下以及公开场合，我的所作所为都遵照着与爱情的盟约。在理查德的墓地，我种下一棵垂樱，看着它成长，渐渐变得优雅温驯、枝繁叶茂。我终于完成了那件绣花挂毯，前前后后绣了差不多10年。挂毯的图案是海军蓝的背景上有一个百叶蔷薇的花环。在伦敦时，我就开始绣了，在我们婚礼的晚上，我说要把它作为结婚礼物送给理查德。那天晚上，我们一起躺着，倾听保罗·罗伯逊唱着本·琼森在17世纪写的歌词：

我曾赠你玫瑰花环，
不是为把我的敬意达传，
只求它把希望承载，
但愿它永不枯败。
你对它轻吐芳息，
后又将它归还，
从此它便蓬勃，芳香。
但我确信，是你令它这般卓越超然。

这是一首诗的最后一节，这首诗写出了爱的超然特质，写出了重生与复兴。它说出了我对理查德的感觉。在我们举行婚礼的那个晚上，挂毯其实已经几乎完成了，但还差一点儿。这很像我的做事风格——激情总是大于成果。10年之后，我重新拿起绣针，但已经太迟了，理查德再也看不到它。这使我对自己很气恼，因为我曾对时间如此漫不经心，因为没有完成那个花环。我想理查德不会在乎，但我在乎，我遗憾于那么多事情都未做完。

后来，我把理查德收藏的一些照片捐给了霍普金斯医院。照片照的是艺术家安娜·舒雷特（Anna Schuleit）为马萨诸塞心理健康中心的病人们送上鲜花的情景。理查德曾在那里做过住院医师。安娜发现，在精神病医院工作的人都很了解一个事实：精神科病房里的病人，不像外科和内科病人，很少有探视者给他们送来鲜花。她为此深受触动，创造了叹为观止的作品"花开"。她用28 000盆盛开的鲜花填满了整座建筑，按4个楼层安排了不同的颜色。她用450多平方米的草皮铺满了整个地下室，在走廊、办公室和病房里种了2 000盆非洲紫罗兰、三色堇、蕨类植物和石南。15 000盆橘黄色郁金香被运到波士顿，安娜用它们来丰富色彩，表达对医院以及在医院生活、接受治疗的人的尊敬。其中有几百盆郁金香，后来被移植到一所州立精神病院精神病人的无名墓地里。

理查德早期在马萨诸塞心理健康中心接受培训时，经常与那里负责临床培训的人进行热烈的争论。他觉得，对精神分裂症和躁狂症等精神病患者使用药物必须经过证明的做法很令人费解。这些经历给他留下了深刻的印象，教会他去质疑精神病学中已被广泛接受的惯例，也坚定了他找到治疗精神疾病新方法的决心。

我认为把这些照片捐给霍普金斯医院，与理查德对其科研与临床传统的崇拜与感激是相称的。另外，这些照片也许能让人们想起那些尽其所能地减轻精神病患痛苦的医生与科学工作者们。

苏格兰诗人乔治·麦凯·布朗（George Mackay Brown）曾谈到过事物的保存。他说：“根深蒂固的信仰，只要一旦存在过，就永远不会逝去。即使是最不易持久的海浪的飞沫、三叶草的气味或潮湿石头上映出的星光，也都不会逝去。”语言、思想和行为永存，即使不是以人们希望的形式存在，但它们永远不会消逝。

投入生活

悲痛让我明白，即使其他事物都不再向前发展，我也必须设想没有理查德陪伴的生活。他在我生活中的重要位置不应该危害到我的未来。重新构建理查德以及我们的关系意味着重新构建我自己。在这方面，我没人可以咨询，只能依靠日常生活中的经验和想象。我曾经常对陷入躁狂或抑郁的病人说：

> 我们每个人都是一座岛。你的任务就是把能让你活得更长久、更美好的事物带到岛上，比如爱情、美丽、娱乐、朋友和有意义的生活。看看毛伊岛，人们将一切都带到了这个岛上，昆虫、小鸟、风……这是你的生活，它很短暂。去关心你的小岛，不要让它长满野草，不要把它转交给其他人。理解各种可能性，明白其中的危险，远离胸襟狭隘、虚假刻薄。

发明一个地方是我最擅长的事情。还是个孩子的时候，我就在自己周围创建了一个世界，用它来承载我旺盛的激情，避免我的梦想受到伤害，并对它们进行整理。年幼的时候，我曾非常喜欢图画书《凯蒂没袋子》(*Katy No-Pocket*)。故事的主角是一个天生没有育儿袋的袋鼠妈妈。当建筑工人给了它一个木匠的围裙之后，它的生活完全改变了。它不仅能在围裙的口袋里装进自己的宝宝，还能装进其他动物的宝宝。拥有很多形状不同、大小各异的口袋的主意让我着迷，这样我就可以用这些口袋来装我的点子和计划了。在我的设想中，我在口袋里装着笔记本、彩色铅笔、万花筒、放大镜、书、小瓶子和迅速壮大的宠物鼠一家。

上三年级的时候，我有了一个精神上的木匠围裙。我想象自己的头脑生活在一个有很多房间的乌龟壳里。我在门钩上挂着云彩，用一箱箱的星星装满壁龛。我的显微镜、书和实验用品都有各自的区域，还有一间脏兮兮的房间留给我的蜥蜴和宠物鼠。在中心位置，我为叽叽喳喳的小鸟、鹦鹉和大角鸮建了一个开放的鸟舍。有时在上课的时候，我会缩进自己的壳里，从门钩上取下云彩，给它吹气，然后放飞，让它自己飘荡。有时我会从箱子里拿起一颗星星，为它画素描，旋转它，或者用我的手给它做摇篮。还有些时候，我会把宠物鼠装扮成牛仔女孩。

这只乌龟虽然是虚构的，却能让我感到安心。我是一个外向的女孩，行动迅速，很爱说话，把自己想象成乌龟看起来一点也不恰当。但是，在壳里漫游可以让我躲过无聊的讲课，可以让我在混乱中创造秩序，将四分五裂的想法和白日梦整理成形。

后来，我创造了一个精神避难所，它帮助我与疯狂、抑郁进行抗争。整理经验、保持平静是我人生奋斗的一部分。在这一点上，理查德对我是有益的，他帮我避免了自己的思维飞向各个方向。他用他那种宁静的方式将我的思维一次次轻轻地压下，将它的小瀑布控制在河堤内。在他活着的时候，我较少幻想，也不需要用想象中的地方和强制保持的节奏来构成我的小岛。但当他死后，我再次求助于这种构建，以帮助我克服悲痛。未来就像其他想象中的地方一样，虚幻不真实。

我决心要继续我的生活，在这方面，写那本有关热情洋溢的书给了我帮助。在理查德还活着的时候，这本书给了我目标，给了我决心。我很喜欢我所研究的这些人物，他们的生活充满了激情，理查德也很喜欢他们。每天早上，我会把自己写的内容读给他听。这是我们共同的乐趣。在他死后，写一本关于乐趣的书在我看来是荒谬的。热情洋溢的主题不仅显得荒唐可笑、索然无趣，而且与我毫不相干。我想不通自己怎么会觉得这个主题很重要。我发现，从本质上看，热情洋溢这个主题很难对我的学术生涯有什么影响，而且非常难写。我曾编造出理查德从早到晚发生的故事，想把他的死亡拒之门外。但是，这种做法没有什么效果，它就像是我的另一种让人懊恼的热情。

当悲痛不可避免地逐渐减少，我再次投入到生活中时，写一本有关乐趣的书似乎成了可以理解的，而且确实是很美妙的事情。在理查德去世前，我已经写了有关爱与热情洋溢的内容，并说明了为什么它们对于人类是至关重要的。现在我必须想着如何结尾，才能以某种形式体现理查德为我提供的资料。对此，我确定无疑，这种确定来自忠诚，而非理性。

最后一章聚焦于美国先驱者们的发现，以及他们无尽的乐观精神。它成了一篇有关人类想象力与不屈不挠精神的专题文章。我对自己说，这一章是为理查德写的。它既是理查德的死带给我的启示，也是我送给理查德的纪念。我知道，这一章中的所有内容都是为理查德写的，从这一点出发，我毫不费力地完成了这本书。

在最后一章里，我写了在1620年乘坐“五月花”号来到美国的人们，他们除了希望和意志，身无长物。他们发挥意志的力量，坚忍乐观，对未来充满美好的想象，最终战胜了大风大浪、饥荒与疾病，幸存了下来。我详细叙述了罗尔瓦格（O. E. Rölvaag）关于达科他平原以及拓荒者韩萨的伟大冒险故事。韩萨的内心永远是盛夏时节，永远会感到神圣的不满足。他超越了想象，大踏步地迎向未来的奇迹。罗尔瓦格写道：“拓荒者是那些明知不可为而为之，并最终实现了令人难以置信的成就的人。”我还写了惠特曼与查尔斯·林德伯格（Charles Lindbergh）豁达随性的精神，以及其他志在高远的人士。

最后，我写到从死亡中诞生的生命：曾尸横遍野、寸草不留的索姆河战场现在遍地开满了鲜花；第二次世界大战期间，即使在德国刚刚轰炸完的伦敦，著名作家彼得·阿克罗伊德（Peter Ackroyd）仍注意到了那里的生命与美。他写道："街道边盛开着泽菊、铃兰以及白色、淡紫色的丁香。即使在灾难与毁灭中，生命依然存在。"

通过写作，我发现自己又恢复了生机，就像理查德告诉我的那样。而且到最后，我发现这比我认为的要容易。我在为理查德写作，也在写理查德，我写他对发现的热情，对新观点、新视角的由衷喜悦。我写他如何在我的躁狂和抑郁发作之后帮我恢复生机，写爱情以及爱情如何以它自己的方式、在它自认为恰当的时间给予回报。我写快乐的奥秘、爱的欢喜。理查德虽然死了，但爱与理念不灭。理查德教会我未雨绸缪，在日常生活中，我们本能地会考虑得更长远，会选择面向未来。

即使知道自己的想象只是昙花一现，我们仍会去想象。两年前，当我在苏格兰参加圣安德鲁斯大学一年一度的讲座时，我打开窗帘，看到外面下雪了，老球场和市镇笼罩在飘雪中。北海（the North Sea）一片白茫茫，只有凭借想象，人们才能知道它的存在。目之所及美得令人窒息。我和一位朋友一起前往小礼拜堂，在礼拜堂的一端，有一个大雪人，它的眼睛是石头做的，脖子上围着一条圣安德鲁斯大学的围巾。到下午茶的时候，各种大小、各种形态的雪人出现在老球场、学院的花园以及市镇的花园里。在很多地方，学生和居民们堆起雪人，这既是对时间的挑战，也是献给想象力与无常的礼物。

第二天早上，小草从雪里钻出来，但三个雪人仍站立在老球场上。不用多长时间，球场的工作人员就会把雪人弄碎，魔法就会消失。不过没关系，雪人的创造者已经在创作的过程中获得了快乐，他们完全知道自己的作品生命短暂。雪人短暂的生命使得它的存在成为一种辉煌。“给予的手正在获取，”苏格兰诗人威廉·苏塔（William Soutar）写道，“获取的手要赠予：树枝总是因为果实或积雪的重压而折断。”

想要紧紧抓住爱是我们的本性，悲痛让我们逐渐意识到，我们在这方面的能力是有限的。为了抓紧爱，我必须找到捕获并转换它的方法。我所知道的唯一方法就是写书，写这本关于理查德的书。这本书中有爱情以及爱情带来的点点滴滴，有死亡以及随死亡而逝的丝丝缕缕；有爱的绵长不绝，也有悲痛的深刻教益。

我又一次回到大瑟尔，靠窗坐着，远眺礁石和大海。拿起多年前写《躁郁之心：我与躁郁症共处的30年》（上）时，理查德送给我的钢笔，想起他当时对我说，要发自内心地去写，我就是那样做的。这次我依然会发自内心地去写，但只剩下我一个人。

我坐了很长时间，看着窗外大瑟尔的礁石，在认识理查德之前很久我就认识它们了。我写了起来，写爱与希望的恒久；写与之生活了近20年的男人——我的丈夫、同事兼朋友；写无畏、崇高以及爱情的力量。我将全部感情倾注在书中，当我走在大瑟尔的海滩上时，理查德就在我的身边，在我渐渐变得平静的思绪中。当我离开大瑟尔时，他依然会和我在一起。我们曾经对大瑟尔之旅不抱希望了，但现在它成了现实。让我们一起面向未来吧。

NOTHING WAS THE SAME
译者后记

本书作者凯·杰米森是一位国际知名的精神病学家，同时也是一位躁郁症患者。这本书是一本自传性质的作品，杰米森满怀深情地回忆了她与丈夫近20年的生活，以及丈夫患癌症、病故前前后后的经历与情感变化。

我不得不重复很多人对这本书的评价，那就是作者的写作非常真诚，这种真诚有一种令人无法抗拒的力量。生活是不完美的，爱情是不完美的，但不完美中的美好更令人动容。

作为一名躁郁症患者，她有时热情如火，有时情绪低沉，与躁郁症患者相处并非易事。虽然我们在书中看到很多她与丈夫的浪漫往事，比如在浴缸里洒满花瓣，从花瓣中发现寻宝的线索等。但同时，他们的婚姻中也有很多棘手的、令人无奈、疲惫不堪的时刻，比如当杰米森看到丈夫医生包里的注射器时，当理查德患癌症期间，随着治疗、诊断的开展，他们的心情与希望像过山车一样起起落落时……

这是一本感情真挚、充沛的作品，同时充满一种客观、冷静的观察。在丈夫离开之后，杰米森经历了一段无比悲痛的时期，她将悲痛与抑郁进行了深刻、细致的比较，这种独特的视角进一步加强了本书的价值和意义，也正是因为这种独特的视角，杰米森在丈夫去世后没有躁郁发作。

作者在写作中引用了很多优美的文学作品与诗歌，为这部自传增添了几分动人的魅力。由于本人对英美文学所知有限，书中难免有翻译不到位的地方，欢迎读者批评指正。

能完成这本书的翻译，离不开朋友及家人的帮助，在此我要对黄宁、王鹏、巩樱、崔凯、范文斌和曲晓东表示感谢。

未来，属于终身学习者

我这辈子遇到的聪明人（来自各行各业的聪明人）没有不每天阅读的——没有，一个都没有。巴菲特读书之多，我读书之多，可能会让你感到吃惊。孩子们都笑话我。他们觉得我是一本长了两条腿的书。

——查理·芒格

互联网改变了信息连接的方式；指数型技术在迅速颠覆着现有的商业世界；人工智能已经开始抢占人类的工作岗位……

未来，到底需要什么样的人才？

改变命运唯一的策略是你要变成终身学习者。未来世界将不再需要单一的技能型人才，而是需要具备完善的知识结构、极强逻辑思考力和高感知力的复合型人才。优秀的人往往通过阅读建立足够强大的抽象思维能力，获得异于众人的思考和整合能力。未来，将属于终身学习者！而阅读必定和终身学习形影不离。

很多人读书，追求的是干货，寻求的是立刻行之有效的解决方案。其实这是一种留在舒适区的阅读方法。在这个充满不确定性的年代，答案不会简单地出现在书里，因为生活根本就没有标准确切的答案，你也不能期望过去的经验能解决未来的问题。

而真正的阅读，应该在书中与智者同行思考，借他们的视角看到世界的多元性，提出比答案更重要的好问题，在不确定的时代中领先起跑。

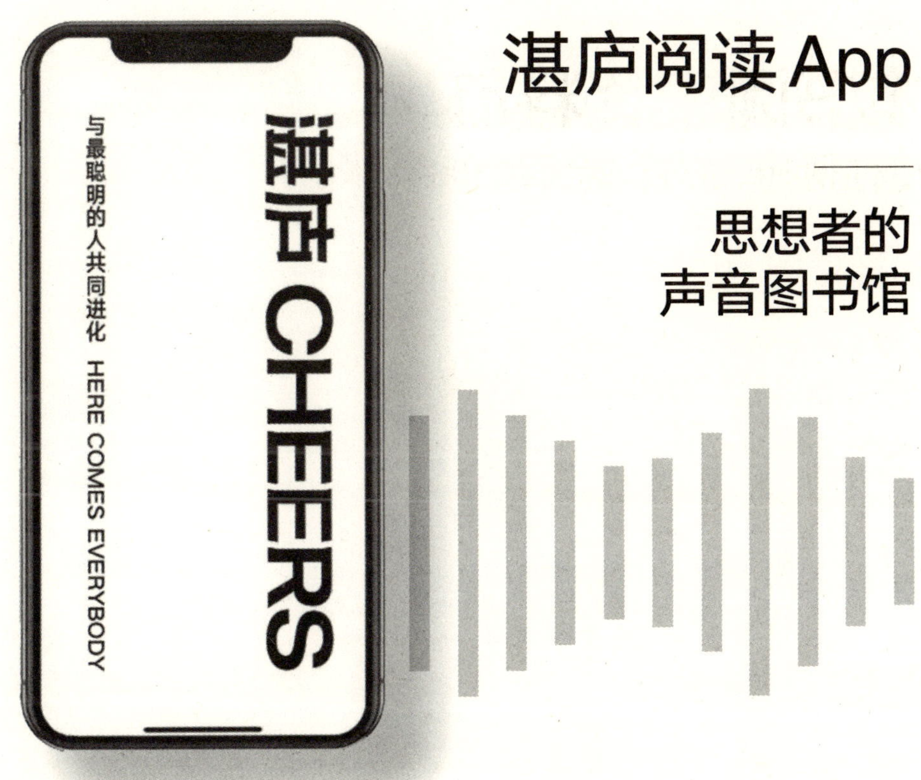

湛庐阅读App

思想者的声音图书馆

倡导亲自阅读

不逐高效，提倡大家亲自阅读，通过独立思考领悟一本书的妙趣，把思想变为己有。

阅读体验一站满足

不只是提供纸质书、电子书、有声书，更为读者打造了满足泛读、通读、精读需求的全方位阅读服务产品 —— 讲书、课程、精读班等。

以阅读之名汇聪明人之力

第一类是作者，他们是思想的发源地；第二类是译者、专家、推荐人和教练，他们是思想的代言人和诠释者；第三类是读者和学习者，他们对阅读和学习有着持久的热情和源源不绝的内驱力。

CHEERS

以一本书为核心

遇见书里书外，更大的世界

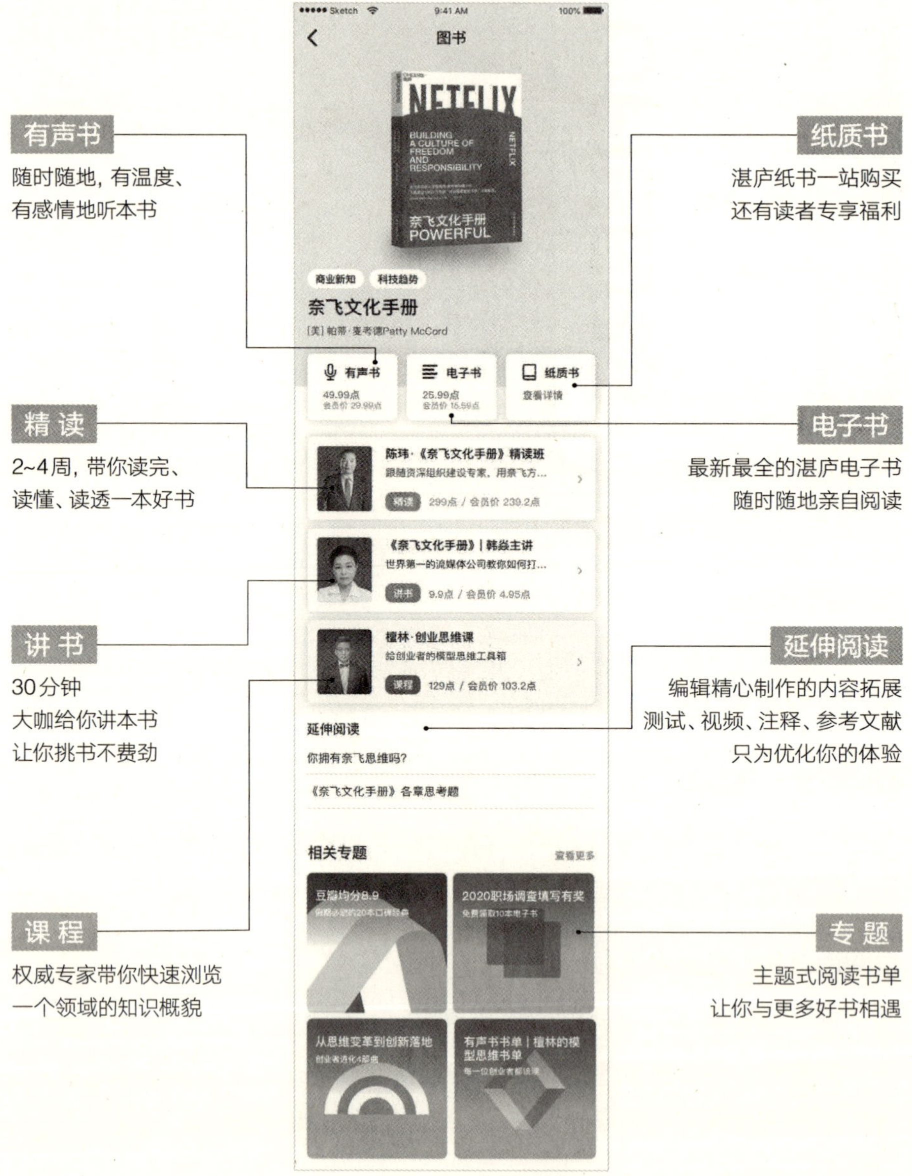

有声书

随时随地，有温度、有感情地听本书

纸质书

湛庐纸书一站购买
还有读者专享福利

精读

2~4周，带你读完、读懂、读透一本好书

电子书

最新最全的湛庐电子书
随时随地亲自阅读

讲书

30分钟
大咖给你讲本书
让你挑书不费劲

延伸阅读

编辑精心制作的内容拓展
测试、视频、注释、参考文献
只为优化你的体验

课程

权威专家带你快速浏览
一个领域的知识概貌

专题

主题式阅读书单
让你与更多好书相遇

图书在版编目（CIP）数据

躁郁之心：我与躁郁症共处的30年（下）/（美）凯·雷德菲尔德·杰米森著；黄珏苹译．—杭州：浙江人民出版社，2013.8（2023.8重印）

ISBN 978-7-213-05660-4

Ⅰ．①躁…　Ⅱ．①凯…　②黄…　Ⅲ．①杰米森，K.R.—回忆录　②躁狂症—防治　③抑郁症—防治　Ⅳ．①K837.126.2　②R749.4

中国版本图书馆CIP数据核字（2013）第168708号

浙江省版权局
著作权合同登记章
图字:11-2013-160号

上架指导：畅销书/心理学

躁郁之心：我与躁郁症共处的30年（下）

[美]凯·雷德菲尔德·杰米森　著
黄珏苹　译

出版发行：浙江人民出版社（杭州体育场路347号　邮编　310006）
　　　　　市场部电话：（0571）85061682　85176516
集团网址：浙江出版联合集团　http://www.zjcb.com
责任编辑：徐江云
责任校对：张志疆
印　　刷：石家庄继文印刷有限公司
开　　本：710mm×965mm 1/16　　印　　张：14.5
字　　数：122千字　　插　　页：1
版　　次：2013年8月第1版　　印　　次：2023年8月第7次印刷
书　　号：ISBN 978-7-213-05660-4
定　　价：59.90元

如发现印装质量问题，影响阅读，请与市场部联系调换。